U0253015

眼病知多少

主编 **陈琳琳**

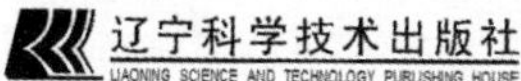
辽宁科学技术出版社
LIAONING SCIENCE AND TECHNOLOGY PUBLISHING HOUSE
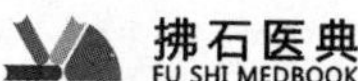
拂石医典
FU SHI MEDBOOK

图书在版编目（CIP）数据

眼病知多少 / 陈琳琳主编 . -- 沈阳：辽宁科学技术出版社，2023.10

ISBN 978-7-5591-3247-5

Ⅰ . ①眼…　Ⅱ . ①陈…　Ⅲ . ①眼病－防治－问题解答　Ⅳ . ① R771-44

中国国家版本馆 CIP 数据核字（2023）第 186502 号

出版发行：辽宁科学技术出版社
　　　　　北京拂石医典图书有限公司
地　　址：北京海淀区车公庄西路华通大厦 B 座 15 层
联系电话：010-57262361/024-23284376
E-mail：fushimedbook@163.com
印 刷 者：汇昌印刷（天津）有限公司
经 销 者：各地新华书店

幅面尺寸：140mm×203mm
字　　数：161 千字　　　　　　　　印　　张：8.25
出版时间：2023 年 11 月第 1 版　　印刷时间：2023 年 11 月第 1 次印刷

责任编辑：陈　颖　刘轶然　　　　　责任校对：梁晓洁
封面设计：潇　潇　　　　　　　　　封面制作：潇　潇
版式设计：天地鹏博　　　　　　　　责任印制：丁　艾

如有质量问题，请速与印务部联系联系电话：010-57262361

定　　价：49.00 元

编委名单

主　编　陈琳琳

副主编　于秀玲　王　琳　孙　艳

编　委　谷瑞东　姜艳华　孙凯建

屈立行　肖　凡　王　达

王　欢　王　婷　张佳慧

赵　洋　赵　莹　杨姗姗

常　虹　傅　博　孙晓楠

范丽英　玉　珏　崔丽红

刘洪安

序　言

眼睛是人们认识世界、欣赏美好、享受生活的重要器官，是人们与世界连接的桥梁。眼健康是国民健康的重要组成部分，涉及全年龄段人群、全生命周期。《“十四五”全国眼健康规划（2021—2025 年）》提出，坚持预防为主、防治结合的基本原则，关注儿童青少年、老年人两个重点人群，聚焦近视等屈光不正、白内障、眼底病、青光眼、角膜盲等重点眼病，提高全民的眼健康水平。

面对眼健康的艰巨任务，我国眼健康领域的专家、同道不断加强专业人才队伍建设，持续提高眼健康诊疗技术创新及应用研究，构建了优质高效的眼健康防治体系。陈琳琳主任带领眼科优秀团队编写了眼健康科普书籍《眼病知多少》。该书以简明易懂的语言、丰富生动的案例，结合国内外最新研究成果，从专业的角度深入浅出地为读者介绍眼健康，讲解常见眼部疾病的预防、筛查、诊断、治疗和康复的相关知识。

希望《眼病知多少》能够为广大读者普及眼科科普知识，有益于提高大家对眼健康和眼部疾病预防治疗的认识水平，提升眼健康素养。

中国工程院院士

上海交通大学副校长

上海交通大学医学院院长

2023 年 11 月

前　言

眼睛是我们重要的感觉器官之一，与外界交流和感受美好的事物息息相关。然而，眼睛也容易受到各种眼病的影响，给我们的视觉带来挑战和困扰。

在本书中，我们将探讨各种常见眼病的原因、症状、诊断和治疗方法。您将了解到近视眼、青光眼、白内障、视网膜疾病、泪道疾病以及其他眼部疾病的特点和常规的处理方式。我们将对不同年龄段的眼病进行分类，并介绍预防和保护眼睛健康的方法。

除了科学和医学方面的内容，本书还将涵盖一些实用的提示和建议，例如使用电子设备时的眼部保护、如何正确佩戴和保养义眼等。通过学习这些知识，希望能够帮助您更好地爱护和照顾自己的眼睛。

我们编写本书的目的是向广大读者普及眼部相关知识，让大家更加了解眼病及其处理方式。然而，请记住，本书仅供参考，不能替代医生的诊断和治疗建议。如果您有眼部不适或疑似眼病的情况，请及时寻求专业医生的帮助。

无论您是医学专业人士、对眼病感兴趣的读者还是正在经历眼部问题困扰的患者，我们相信这本书都能为您提供有价值的信息和帮助。

希望本书能够使您更加了解自己的眼睛，懂得如何更好地爱护它。祝愿您拥有明亮清晰的视野，享受美好的人生。

陈琳琳

2023 年 6 月

目 录

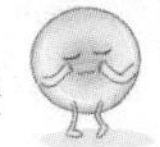

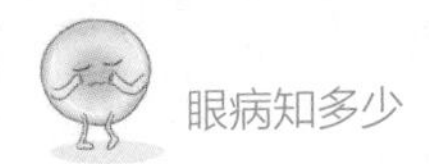

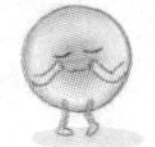

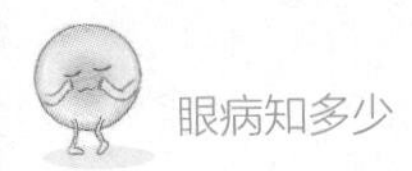

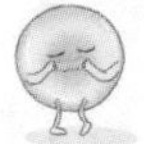

第十一篇　眼整形美容……………………………… 178

第十二篇　眼部护理…………………………………… 190

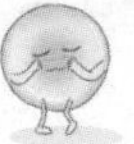

第一篇
眼科常见症状

1. 飞蚊症产生的原因是什么？有没有办法预防及治疗？网上查过有的医院可以用激光治疗，是真的吗？

答：飞蚊症是指眼前有飘动的小黑影，有的人描述为“小虫子”“小黑圈”，尤其是看见白色的背景，或者是看白墙的时候，症状就会更明显，眼睛转动的时候，它也跟着转，但不影响视力。有的时候呢，还伴有闪光感，这就是飞蚊症。

玻璃体液化和后脱离是飞蚊症的主要原因。那么什么是玻璃体液化和玻璃体后脱离呢？我们把玻璃体比作鸡蛋清，生的蛋清，新鲜的蛋清是无色透明黏稠的液体，类似于凝胶。但是长时间存放的鸡蛋，蛋清儿就会变得稀薄，就相当于玻璃体液化，所以说玻璃体液化也和年龄相关，随着年龄的增长，玻璃体会发生不同程度的液化，或者有近视眼的人也会发生玻璃体液化，液化的玻璃体就不会清澈透明了，里面会有一些漂浮物，这就是我们所说的“小黑影”“小虫子”“小黑圈”。因此如果视力不受影响，飞蚊症是不需要治疗的，也不需要预防。

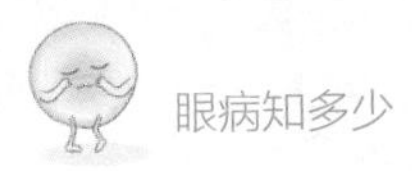

随着人们生活水平的提高，人们对生活质量的要求也越来越高，对眼部的保健需求也随之提高，有些人希望治愈飞蚊症。近几年来，更先进的眼底激光设备陆续上市，那些不能接受玻璃体混浊的人群可以考虑激光治疗。

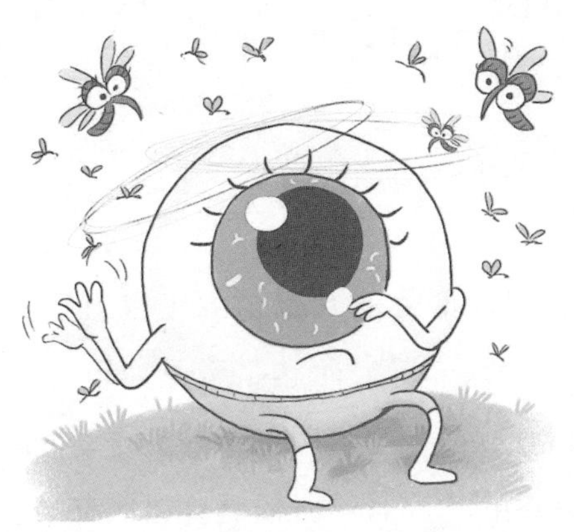

2. 眼睛总是酸胀、红、干涩、痒，是怎么回事？

答：眼睛酸胀，一般都是视疲劳引起的，但是还有一些疾病会导致眼睛胀，比如说眼压高，或者眶压高，这些都要进一步通过一些相应的眼科检查来确定；眼睛红会有很多原因，比如出血或者炎症的充血，眼睛都会红；眼睛干涩，一般需要确定是否患有干眼症，视疲劳；眼睛痒，一般都是由于过敏引起的。这几种症状，都有各自的病因，需要到医院由专业的医生诊治。

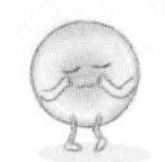

3. 医生说我眼睛有黄斑，这是什么病?

答： 在视网膜的后极部有一个黄色区域，由于这个地方有丰富的黄色素，临床上我们称为黄斑。在黄斑中央有一个小凹，称为中心小凹，此区无血管是视网膜上感光最敏锐的部位。黄斑区发生的病变叫做黄斑病，黄斑病的发病率很高，有的人经常会有黄斑病，而不是有黄斑。

4. 最近眼睛有很多黄色的分泌物，需要去医院看看吗?

答： 眼睛里分泌物增多有很多原因，不能一概而论。比如干眼的患者会出现分泌物增多，结膜炎的患者也有此症状，另外还有其他一些眼部感染也可导致分泌物增多，所以症状较重同时伴有其他眼部不适的患者应该及时到专业眼科就诊，在医生的建议下进行对症治疗。

5. 红眼病是怎么回事? 红眼病是通过什么途径传染的? 应该怎样避免传染?

答： 红眼病是一种病毒性结膜炎，属于一种强传染性的接触性传染病。一般都是由病毒感染引起，它有一定的潜伏期，一般是 5 ～ 7 天。当合并细菌感染的时候，还会有一些黄色的分泌物，可以用一些抗病毒和抗生素类的眼药水滴眼。患病期间，要注意防止传染给家人，尤其是小孩子。红眼病主要是分泌物传播，所以我们一般都告诉患者，要尽量流水洗脸，有单独使用的毛巾和脸盆，注意个人卫生，经常洗手。当出现感染时，要避免接触眼睑和泪液，尽可能避免人群之间的接触。

6. 最近眼睛有时突然看不清，过一会又恢复正常了，这是什么原因?

答：出现这种情况要予以高度重视，一般来讲应该是眼部血管的痉挛或供血不足。若突发视物模糊或视物不见持续90分钟以上，就会造成眼睛永久的失明。大多数患者既往有心脑血管疾病，比如高血压、糖尿病、心脏病等等。患者早期这种现象一般仅持续几秒或几分钟，如果几分钟后仍不能缓解，患者应立即到眼科急诊室就诊，以免贻误最佳治疗期。

7. 干眼症能治好吗?

答：干眼症一旦诊断明确，就应该终身用药，此病不能彻底治愈，但通过药物的使用可以缓解症状。大多数患者发病跟年龄和全身状况有关，使用不同类型的人工泪液即可缓解症状，严重的患者需要在医生指导下辅助其他治疗。

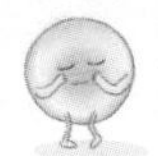

8.“人工泪液”可以长时间使用吗？

答： 人工泪液大多是在有干眼症的时候使用的，干眼症一经确诊，应该终身用药来缓解症状。若需要长时间使用人工泪液，尽量选择单包装或不含防腐剂的人工泪液。

9.眼睛长结石怎么办？

答： 眼睛长结石一般都是结膜结石。翻开上眼皮或下眼皮在睑结膜表面有黄白色凝结物。常见于慢性结膜炎患者或者是老年人。结石由脱落的上皮细胞和变性的白细胞凝聚而成。患者如果没有自觉症状，是不需要治疗的；但是如果结膜结石突出于结膜表面，就会引起异物感，导致角膜擦伤，患者会有强烈的磨眼的感觉，此时可以到医院由医生在表面麻醉下，剔除结膜结石。

10.睡觉起来眼睛视物模糊是什么原因？

答： 早晨起来感觉看东西模糊有如下几种可能性：首先，当我们夜间睡觉的时候，瞳孔是散大的，刚睁开眼睛瞳孔没有及时缩小，看东西就会有点不清楚。正常情况下，当我们睁开眼睛，瞳孔接收到光的刺激以后，缩小，这样看东西才会清晰；第二种情况是眼睛有一些分泌物，导致看东西不是很清楚；第三是由于一些疾病导致的，比如说眼底视网膜的供血出了问题，也会导致看东西模糊。如果这种现象睁开眼睛几分钟之内自行恢复，就没有什么问题；如果几分钟以后还是不能恢复，甚至会加重的话，那么就应该立即到医院就医。

11. 结膜炎是传染病吗？

结膜炎分很多种类型，根据结膜炎的发病快慢可分为超急性、急性或亚急性、慢性结膜炎。一般而言，病程少于三周者为急性结膜炎，而超过三周者为慢性结膜炎。根据病因可分为感染性、免疫性、化学性、全身疾病相关性、继发性和不明原因性结膜炎。按结膜对病变反应的主要形态可分为乳头性、滤泡性、膜性、假膜瘢痕性和肉芽性结膜炎。

结膜炎是眼科最常见的疾病之一，它的致病原因可分为微生物性和非微生物性两大类。根据不同来源可分为外源性或内源性，也可因邻近组织炎症蔓延而导致。最常见的是微生物感染，致病微生物可为细菌、病毒或衣原体，偶见真菌、立克次体和寄生虫感染。物理性刺激，比如风沙、烟尘、紫外线等和化学性损伤，比如医用药物、酸碱或有毒气体等也可引起结膜炎。还有一部分结膜炎是由免疫性病变引起，比如过敏性疾病以及全身状况相关的内因，比如肺结核、梅毒、甲状腺等，还有邻近组织，比如角膜、巩膜、眼睑、眼眶、鼻腔与鼻窦等炎症蔓延而致。

病毒性结膜炎是一种常见的感染性眼病，它具有起病快、传染性强、发病率高的特点。其中有一种叫流行性角结膜炎，

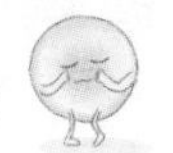

这是一种强传染性的接触性传染病。

大多数结膜炎多为接触传染，故提倡勤洗手、洗脸，不要用手和衣袖擦眼。

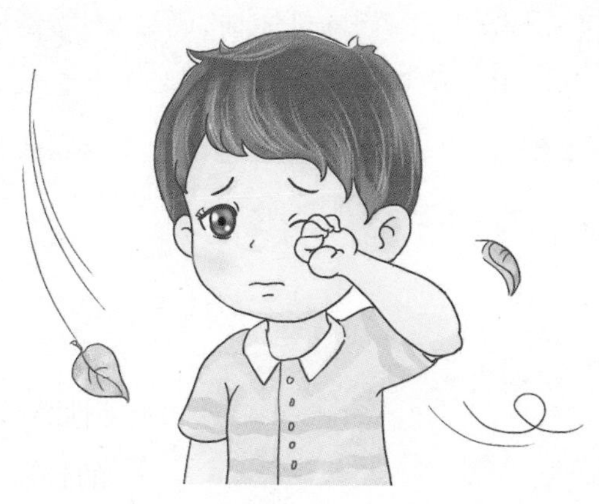

12. 人们常说的“余眼肉”到底是什么？是需要等到影响视力再做手术吗？

答：“余眼肉”顾名思义就是眼睛上长的多余的肉，医学上称为“翼状胬肉”。一般是在白眼珠的内侧长的黄白色隆起的一块组织，有炎症时会充血发红，有的人会感觉到磨眼睛。它会不断地生长，当长进黑眼珠以后，如果继续生长就会进入瞳孔而影响视力。因为翼状胬肉手术复发率比较高，早期生长较慢而无任何不适的患者一般不急于手术，当生长较快并经常眼红眼磨伴视力有影响时，可考虑手术切除。

13. 色弱、色盲可以治愈吗？

答： 色盲和色弱通常无法治愈，两种疾病都属于色觉的异常，色觉的异常主要是遗传因素导致，主要是由于子女遗传了父母所携带的有致病的基因而发病，因为基因无法改变也就没有办法阻止疾病的发生。目前临床上也没有太好的办法去治疗或改善，只能注意孩子的日常安全以及日后的职业选择，为孩子做好整体规划。

第二篇

儿童近视防控

1. 当前我国近视发病的现状如何？

答：近视危害不容忽视：目前近视已成为中国的国病，影响人口质量、国家安全，迫切需要矫治和控制。我国近视总人数近 6 亿；知识人群中近视人数占 85% ～ 90%；青少年近视情况尤为严重，近视人数占 50% ～ 60%，随着年龄增长，发病率依旧呈上升趋势（详见下表）。近视除了视力低下，这会造成视觉功能受损，甚至出现严重的并发症等状况，导致不可逆转的视力残疾，甚至失明。2021 年，教育部办公厅等十五部门联合制定并印发《儿童青少年近视防控光明行动工作方案（2021–2025 年）》，儿童青少年近视防控已上升为国家战略。

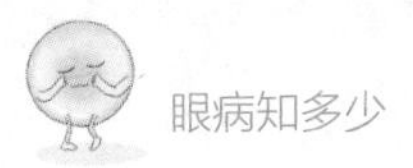

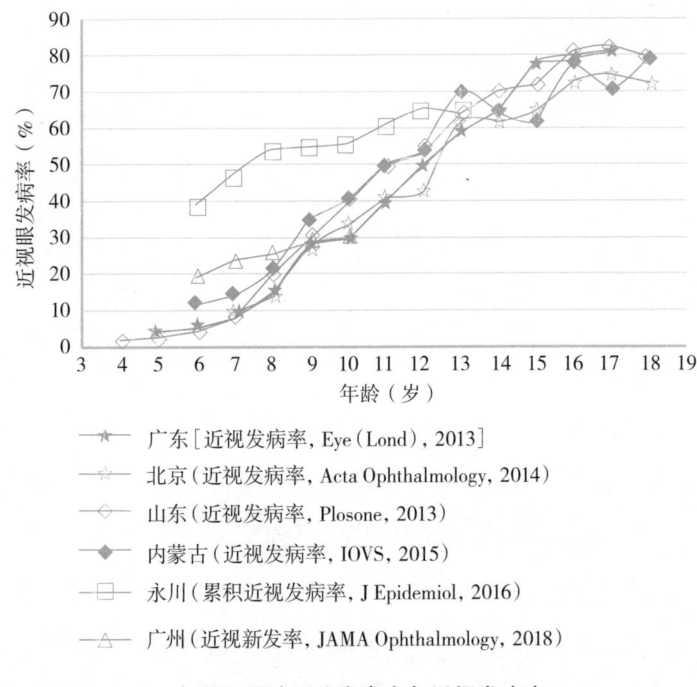

中国不同地区儿童青少年近视发病率

2. 近视有什么症状？

答： 近视表现为看远模糊，看近清楚。视物时习惯性眯眼，斜眼，歪头；喜欢近距离观看电视。刚开始为低度近视，若不采取措施干预，最终可发展成为高度近视，还可能合并眼底问题。当近视度数较高，尤其是病理性近视或当合并眼底损害时，可出现以下表现：飞蚊症，视物遮挡、视物变形、视物重影，眼球转动受限，色觉异常，对比敏感度下降等。

3. 近视与遗传和环境存在什么联系？

答：（1）先天因素：即遗传因素，尤其是高度近视：

a. 父母中单方患有近视，其子女发生近视的概率为 15%；

b. 父母中双方患有近视，其子女发生近视的概率为 26%；

c. 父母中有屈光度 >-6.00D 时，其子女发生近视的概率 40% ～ 60%。

（2）后天因素：

a. 不够健康的饮食方式；

b. 长时间的近距离学习、看书、看电脑、看电视等；

c. 不良的用眼习惯 ：看书、做作业姿势不正确；

d. 不良的用眼环境：灯光、环境采光不足；

e. 户外活动时间不够。

4. 近视是怎样分类的？

答：（1）按照近视度数分：

a. 低度近视：屈光度≤ -3D；

b. 中度近视：-3D< 屈光度 <-6D；

c. 高度近视：屈光度≥ -6D。

（2）按照是否有眼底改变分：

a. 有眼底改变：病理性近视；

b. 无眼底改变：单纯性。

5. 近视会有什么危害？

答：近视会导致视力下降；影响学习和生活的质量；眼睛容易干涩、疲劳；精神难以集中，甚至出现头晕等现象；度数加深；眼球突出，影响容貌。近视还遗传，如果父母都是高度近视，则子女近视的风险也会相应增加。

6. 为什么要进行两年一次的视力监测？

答：儿童眼睛的屈光状态——正视化进程（见下图）。

3 周岁，屈光度数 +1.25 ～ –+1.75D，视力 4.8；

6 周岁，屈光度数 +0.75 ～ –+1.25D，视力 5.0；

8 周岁，屈光度数 +0.50 ～ –+1.00D，视力 5.0 以上。

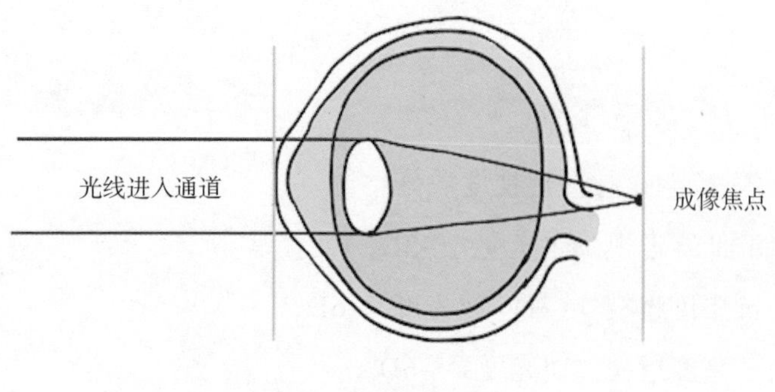

远视

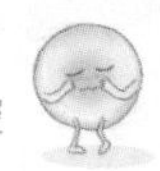

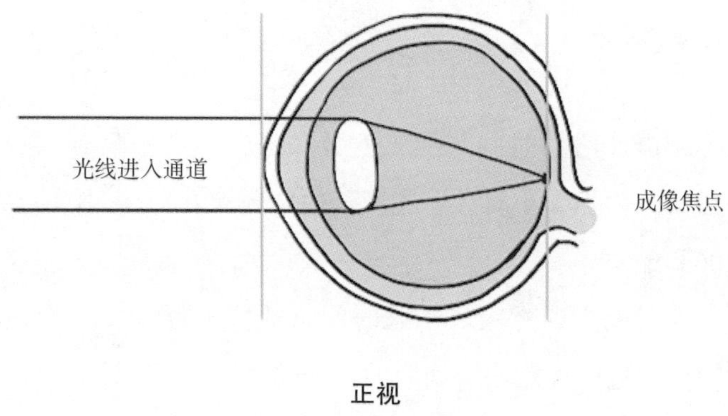

正视

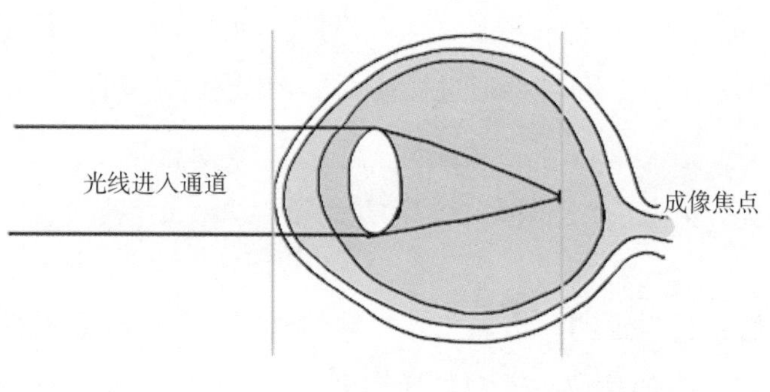

近视

小学和中学是近视的高发阶段，尤其是 6 岁之前儿童的屈光状态会随着眼球的发育而变化。通过定期检查、合理干预发展状态，建立屈光发育档案，记录儿童屈光发育过程，能够及早发现孩子的屈光异常及各种眼病，避免成为高度近视，做到早监测、早发现、早预警、早干预。

7. 为什么多参加户外活动，可以有效预防近视？

答：户外活动时间与屈光度数和眼轴长度呈显著相关。户外活动每增加 1 小时，屈光度就偏向远视 0.17D，眼轴会缩短 0.06mm。

户外时间少、近距离用眼时间长的孩子近视发生率是户外时间多、近距离用眼时间短的孩子的 2.3 倍。

户外光照强度高，视网膜照明增加，促使多巴胺释放增加从而抑制了眼轴的增长；同时户外活动能增加皮肤源性维生素 D 的产生，可能会通过视黄酸介导影响屈光发育。

8. 户外活动多长时间，对预防近视有效？

答：科学证明，增加户外活动的时间，可以降低近视的发生率。一般建议每天户外活动不少于 2 小时，或者每周累积达到 14 个小时。值得注意的是，户外活动的关键是“户外”，而不是活动内容、方式和强度等。

9. 阴天户外活动有效果吗？

答：室外和室内的照明强度差异很大，即便是阴天，室外的光照强度也远比室内要大得多。所以，阴天户外活动也有近视防控的效果。

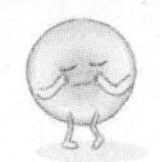

10. 户外活动该如何进行?

答：户外活动可间歇进行，可以增加户外活动的次数和方式，如增加白天的课外活动时间，多组织户外上课，课间休息走出教室，上学和放学步行等。

11. 有哪些可以推荐的户外活动?

答：乒乓球、羽毛球等都是很好的户外运动方式。在打球时，双眼做远近调节运动，可以有效地放松睫状肌，促进眼部的血液循环。当然，其他一些体育活动如篮球、跑步等也是不错的户外运动方式，还有跳绳、体操、舞蹈等，或者悠闲散步甚至静坐也行。

12. 阅读学习时，什么样的姿势是正确的?

答：长时间近距离用眼是近视形成的重要因素，持续、近距离用眼易诱导近视形成。减少近距离用眼，尤其是减少持续的近距离用眼时间可预防近视的发生和发展。连续用眼30～40分钟，应休息远眺10分钟，保持合理用眼距离，做到“一尺一拳一寸”——眼离书本一尺远；胸离桌子一拳远；手离笔尖一寸远。

13. 使用电子产品要注意哪些问题?

答: 使用电子产品，最重要的是控制时长。学龄儿童及青少年娱乐性视屏时间每天累计不超过 2 小时，最好不超过 1 小时。

线上学习时间：小学生每天累计不超过 2.5 小时，每次不超过 20 分钟；中学生每天累计不超过 4 小时，每次不超过 30 分钟。

要注意：每隔 20 分钟让眼睛放松一下，向 6 米外（20 英尺）抬头眺望至少 20 秒以上，这就是我们所说的观看电子屏幕的最佳建议："20-20-20" 口诀。

使用电子产品要注意：

（1）电子产品选择：尽量选择屏幕大的电子产品。网课使用的电子产品，建议使用的次序为：投影仪、电视、电脑、平板、手机。屏幕越大越好，最好是选择能调整屏幕亮度的液晶屏幕。

（2）远距离观看：眼睛距离电脑屏幕不少于 50 厘米。

（3）亮度调节：电子设备屏幕亮度应与环境亮度相适应。当周围环境过亮的时候，需要将屏幕亮度调亮；当周围环境过暗的时候，屏幕的亮度也需要适当调低。

14. 长时间读书写字，也会容易近视吗?

答: 纸质书本对眼睛造成伤害相对较小，但是如果学习姿

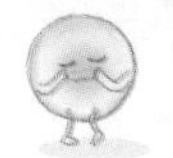

势不端正、用眼时间过长，也会容易引起近视。正确的读写姿势是：头摆正、肩放平；身体直、稍前倾；两腿并排脚放平。学生看书学习要注意适时休息，持续用眼时间最长不超过 45 分钟。

15. 学习环境对近视有什么影响?

答：光线过强或过暗都会给眼睛带来不良的影响。光线不足时，除了打开房间顶灯照明，还要通过台灯辅助进行双光源照明。台灯应摆放在写字手的对侧前方，避免眩光。

16. 出现哪些现象，要警惕视力出现问题?

答：眯眼：眯眼时，眼睑会遮挡部分瞳孔，减少弥散光线，减少散光影响，从而暂时提高和改善视敏度。

眨眼：频繁的眨眼在一定程度上可缓解近视，增加视力清晰度，但这一症状一定要与儿童抽动秽语综合征相鉴别。

揉眼：当孩子们看不清目标时，常常用手揉眼睛，企图看清。

皱眉：皱起眉头，希望使双眼都“用力”地看，以此来改善视力。

扳眼：少数孩子在看不清远处目标时，常用力将外眼角的皮肤向外扳扯，企图达到同歪头、眯眼一样的效果。

歪头：常发生的是歪头看电视，歪头时可减少部分弥散光线的干扰和影响，有些孩子甚至会养成歪头的习惯。

一旦出现上述症状，建议患儿到正规医疗机构及时进行眼科检查，诊断是否发生近视，早发现、早治疗。

17. 偶尔出现视物不清，需要到医院检查吗？

答：若仅偶尔出现视物不清的症状，并且没有其他不适感觉，我们建议：

（1）对电子设备的亮度、分辨率、清晰度、对比度等参数进行调整。

（2）在干燥、长期开空调的环境中，可在医嘱指导下适当使用缓解视疲劳的眼药水，使疲劳的睫状肌活跃起来，改善眼部微循环。

（3）平时要保证充足睡眠，劳逸结合，平衡饮食，多吃谷类、豆类、水果、蔬菜及动物肝脏等食品，同时规律健康生活。

若改善了条件和改变了用眼习惯，还是出现视物不清的现象，或伴有视野缺损、黑朦等症状，则需及时就医。

18. 怎么看懂电脑验光单和配镜处方？

答：电脑验光单解读：正数代表远视度数，负数代表近视度数；“R”代表右眼；“L”代表左眼；“C”代表散光度数；“A”代表散光轴位；“S”代表近视或远视度数；“PD”代

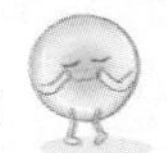

表瞳距。

用机器来检测眼睛的视力状况，电脑读数与实际情况往往存在一定的偏差，因此电脑验光结果仅供临床参考，不能直接作为配眼镜的处方。

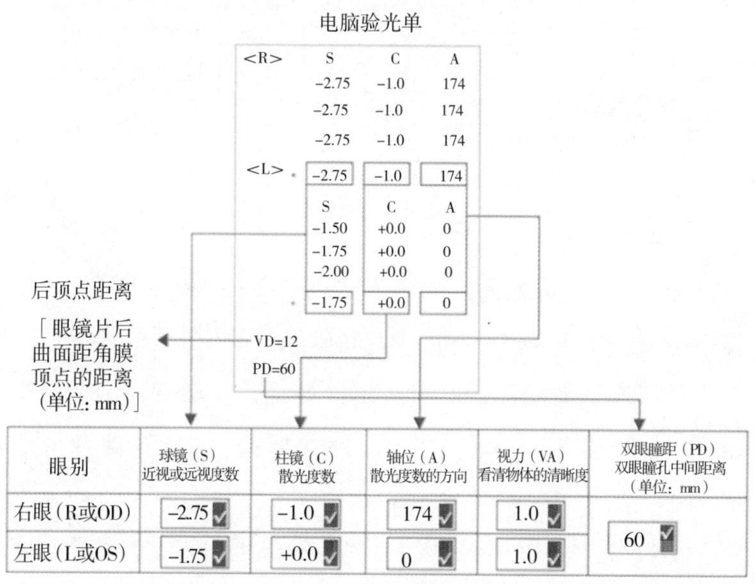

眼别	球镜（S）近视或远视度数	柱镜（C）散光度数	轴位（A）散光度数的方向	视力（VA）看清物体的清晰度	双眼瞳距（PD）双眼瞳孔中间距离（单位：mm）
右眼（R或OD）	-2.75	-1.0	174	1.0	60
左眼（L或OS）	-1.75	+0.0	0	1.0	

19. 散瞳会伤害眼睛吗？

答： 我们平时所说的“散瞳验光”，术语称为“睫状肌麻痹验光”，指的是使用药物让人眼的睫状肌放松下来，就像弹簧完全松弛一样，从而让验光更准确。“散瞳”时会出现视近模糊以及怕光现象。当药物作用消除后，模糊感和怕光的现象就会消失，不会对眼睛造成伤害。

无论是用复方托比卡胺、环戊酮的“快散”，还是使用1%阿托品眼用凝胶的“慢散”，只要严格按照医生所说的用法和用量执行都是安全的。需要注意的是，“散瞳”需在专业眼科医师检查允许后才可由专业人士进行，切勿自行“散瞳”，并不是所有的人都适合散瞳。

20. 现在临床上有效防控近视的方法有哪些？

答：（1）儿童近视防控方法：

①框架眼镜：单光眼镜（最简单）；

②接触镜：角膜塑形术（俗称OK镜）、RGP（硬性角膜接触镜，适用于高度近视者）、特殊设计的软镜；

③特殊框架眼镜：周边离焦设计镜片、渐变镜（适用于内隐斜者）、双光镜（+棱镜，双眼视觉功能异常者可考虑）；

④药物：低浓度阿托品（0.01%已经通过审批，其他浓度仍在探索中）。

（2）高度近视防控方法：

①光学矫正：框架眼镜、高透氧性角膜接触镜；

②手术矫正：角膜屈光手术、眼内屈光手术、部分病理性近视可考虑后巩膜加固术；每年进行眼科检查以及时发现并处理并发症。

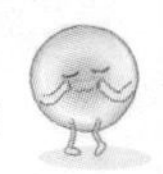

21. 如果近视了，一定要配戴眼镜吗？

如果已经近视，是否需要戴镜取决于以下几种情况：

（1）近视的度数：每个人近视的度数都不一样，如果感觉自己看东西模糊，那么就要去正规医疗机构检查视力。如果近视度数达到 75 度以上，建议最好一直佩戴眼镜，这样不但方便生活工作，同时也能有效避免度数增加。而对于 75 度以下的人来说，如果不影响看东西的话，可以不用一直佩戴眼镜，在眼睛疲劳的时候佩戴就可以。

（2）度数增加：如果是低度近视的人，由于没有经常戴眼镜，经过一段时间之后发现，自己的度数增加了，这时就要一直佩戴眼镜了。

（3）是否有视疲劳：现在不少人眼睛经常盯着手机或者电脑，这样很容易导致眼睛出现视觉疲劳，如看东西模糊、有重影、干涩不适等问题，可考虑配镜减缓不适。

（4）单眼近视：有的人一只眼睛近视，另一只眼睛视力正常，这种情况下，最好佩戴眼镜或者隐形眼镜，来使两眼视力达到相近的状态。

22.OK 镜有多神奇？是不是所有人都可以戴 OK 镜？

OK 镜矫正近视的原理：OK 镜通过夜间佩戴的方式，在睡眠时借助眼睑压力将角膜压平，使中央部的角膜组织趋于平坦，从而暂时性降低近视度数、提高患者裸眼视力。不过，OK 镜矫正近视是暂时的、可逆的，长时间停戴度数会反弹。

配角膜塑形镜应当选择正规的医疗机构：OK 镜并非所有人都能验配，需要到专业眼科医疗机构做全面检查后才能确定。OK 镜属于三类医疗器械，它的验配是一种严谨的科学的医疗行为。必须具备医疗资质才能验配 OK 镜。

23.如果长时间用眼，感觉眼睛干燥、疲劳，应该怎么办？

看手机、电视或者电脑时间不能过长，如若感觉到眼睛不适可以休息或眺望远处，室内保持合适的温度和湿度。观看电子产品的时候，要提醒自己多眨眼睛，适时将眼睛完全闭上，让泪液充分湿润眼睛。

热敷是缓解眼睛干燥和疲劳的有效方法，用温热的毛巾放在闭合的眼睛上；若干眼严重，可用人工泪液缓解症状或到医院就诊，根据情况进一步检查是不是其他问题引起的视觉疲劳，如双眼视异常等。

24. 眼保健操可以预防近视吗？

答：眼保健操是根据中医的推拿、穴位按摩，结合医疗体育综合而成的一种有效按摩疗法。当看书的时候，双眼内聚，瞳孔缩小，晶体向前凸出，这三种反射都容易产生视觉疲劳。因此，看书时间过长，就会出现明显的视疲劳及头颈部不适

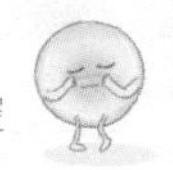

的症状。眼保健操就是通过按摩眼部周围的穴位和皮肤肌肉，达到刺激神经，增强眼部血液循环，松弛眼内肌肉，消除眼睛疲劳的目的。但对近视的控制作用尚不明确。

25. 市场上有很多护眼贴、防蓝光眼镜等，对保护视力有用吗？

答: “蓝光”是指可见光中能量最高、最接近紫外线的部分，即波长在400～500nm范围内的高能短波光，人眼观察为蓝色，因此俗称为“蓝光”。

生活中的蓝光无处不在，它大致可以分为自然蓝光和人造蓝光。自然蓝光来源于太阳光，人造蓝光来源于电脑显示屏、手机屏幕、白炽灯、LED 灯等人造光源。并不是所有的蓝光对人眼都会产生危害；相反，波段在 455 ～ 500nm 的蓝光对人体健康是有益的，具有调整生物节律、情绪、记忆力和产生暗视力及影响屈光发育等重要作用。而部分波段在 415 ～ 455nm 的人造蓝光也确实可能会导致出现眼底病变、视力下降等现象，通常说的“防蓝光眼镜”防的就是这部分有害蓝光。

目前尚无成熟的研究资料证明防蓝光与改善近视有关。

26. 吃什么对眼睛好？

答： 均衡饮食，少吃甜食、含糖饮料和油炸食品。有些孩

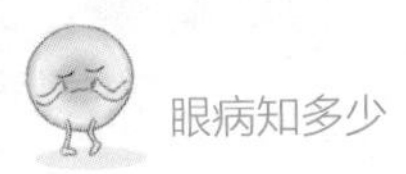

子偏食或挑食，眼睛生长发育和维持功能所需要的营养供给不足，会对视力产生一定的影响，所以家长要做到食谱多样化，引导孩子多吃水果蔬菜，摄入鱼类、豆制品和鸡蛋等优质蛋白，也可适量食用胡萝卜、蓝莓等富含对眼睛有益的维生素的食物。

27. 长期戴眼镜会让眼睛变形吗?

答：戴眼镜不会导致眼睛变形。生活中我们发现戴上眼镜后，眼睛变小或者看上去好像有些变形，是由于眼镜片存在一定的放大或缩小的效果。

真正导致眼睛变形的罪魁祸首是近视。随着近视度数的增加，眼轴增长，使眼球看起来突出，出现眼睛变形。

28. 视觉训练是什么?

答：目前，没有明确的研究表明，通过视觉训练可以控制近视发展。不过，视觉训练可以通过视功能的训练，使眼睛得以调节放松。

29. 近视可以治愈吗? 市场上一些训练或者仪器号称可以恢复视力，是真的吗?

答：近视一旦发生，不可逆转；部分高度近视患者至成

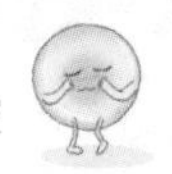

年后近视还在发展，会演变为病理性近视；对于个别近视进展迅速的儿童需尽快到正规医院进行相关检查，由专业医生给出治疗建议。

30. 做了激光手术，近视眼就好了吗?

答：激光手术可以治疗近视的度数，但不能彻底治疗近视眼的眼睛状况，如眼轴或眼底的改变等。激光手术治疗的近视眼，只是起到一个简单的改善作用，从戴眼镜改成了不戴眼镜，并没有治愈近视眼带来眼轴变长等问题。

目前近视眼治疗主要是缓解近视眼看远模糊的症状，解决不了近视眼眼轴变长的性质，所以激光治疗近视眼后仍然是近视，只不过是换了个戴眼镜的方法。所以，激光手术后仍然要注意用眼，减少近距离操作、避免视疲劳，关注视力的情况，定期复查。

31. 低浓度的阿托品能控制近视吗?

答：0.01% 硫酸阿托品滴眼液对儿童青少年近视的控制效果明确。大量文献及临床研究已经证实其对儿童青少年近视控制的有效性。新加坡国家眼科中心（SNEC）及新加坡眼科研究所（SERI）ATOM 系列试验证明 0.01% 硫酸阿托品滴眼液可平均延缓近视进展的 60%。国内专家共识《近视管理白皮书》指出，与未使用药物相比，0.01% 阿托品滴眼液使 6 ～ 12

岁儿童青少年近视增长平均减缓 60% ～ 80%，近视降低约 0.53 D/ 年，近视控制效力中至强。

32. 低浓度的阿托品对每个孩子都有效吗？

答：目前循证医学证据支持低浓度阿托品滴眼液在近视控制中的应用。虽然低浓度阿托品滴眼液对不同个体的控制效果可能不同，但是低浓度阿托品滴眼液的应用是为了控制近视进展，与视力改善无关。用药过程中，仍然需要进行屈光矫正，注意保持良好的用眼习惯，如减少近距离用眼的强度和时间、增加户外活动时间、改善坐姿和环境照明等。

33. 孩子什么时候需要使用低浓度的阿托品？

答：0.01% 硫酸阿托品滴眼液对于近视延缓作用的文献和临床试验主要针对年龄范围为 4 周岁至青春期的儿童青少年（青春期一般是指 14 ～ 16 岁），台湾地区的一些眼科中心甚至用到 15 ～ 18 岁。临床研究和专家建议一般近视度数在 0.75D 到 6.00D 之内，当近视度数年进展量 ≥ 0.5 D 或眼轴年增长量 ≥ 0.3mm，或有高度近视家族史（尤其发病年龄早）者需要控制近视，可较早干预。高于 6.00D 的高度近视人群建议联合其他治疗方式，以获得更佳效果。

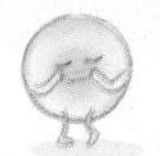

34. 低浓度的阿托品需要用多久？有什么副作用吗？

答： 0.01% 硫酸阿托品滴眼液一般连续使用两到三年效果更佳。如果近视进展＜ 0.25D/ 年则表示近视进展稳定，两年后可以停止使用，但需要继续观察近视进展情况。如果使用过程中或停药后近视进展≥ 0.5 D/ 年，则需继续使用。

阿托品作用于瞳孔括约肌中的 M 受体，使瞳孔括约肌麻痹，瞳孔散大，畏光。研究发现 0.02% 的阿托品是不引起畏光和调节麻痹的临床不适症状的最高浓度。因此使用 0.01% 硫酸阿托品滴眼液是比较安全的。0.01% 硫酸阿托品滴眼液使瞳孔直径增加约 1mm，一般不影响日常用眼，如果有畏光出现可以考虑提前点眼时间或隔天使用，如畏光现象依然存在，建议就诊正规医院遵从医生专业意见。少数患者应用 0.01% 硫酸阿托品滴眼液后出现调节能力轻度下降，但停药后可完全恢复正常。此外，个别患者滴药后出现过敏反应及刺激性反应。

35. 阿托品滴眼液停药后孩子近视会反弹吗？

答： 浓度越高，停药后近视反弹越明显，0.01% 的阿托品停药后反弹不是太明显。对于停药后近视进展反弹明显者（近视进展量达到或超过 0.50D/ 年）可重新开始用药治疗。此外，应用阿托品后停药年龄越大，停药后出现近视反弹效应越小。

36. 使用低浓度的阿托品多久需要复查一次呢?

答：首次随访主要评估眼压、眼前节健康状态以及用药后的主观反应。

3 个月随访内容包括最佳矫正视力（包括远、近视力）、调节功能、眼压、屈光度、瞳孔检查、眼前节检查、眼轴长度检查。

每 6 个月随访增加眼底检查。

每 1 年随访增加相关全身症状评估，如面色潮红、头痛，心脏病及泌尿系症状的问诊等。

如出现需要处理的不良反应如视近困难、畏光、过敏反应等，应及时、按需给予相应解释，并对症处理。

37. 学前、小学、中学等不同学段近视防控指引

答：2021 年 4 月，教育部发布《学前、小学、初中等不同学段近视防控指引》，旨在树立健康生活理念，引导每个儿童及青少年从小养成良好的用眼习惯。《指引》分为学前、小学、中学三部分，三个阶段一脉相承，又各有重点，措施精准，操作性强。

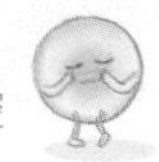

前阶段（0 ～ 6 周岁）

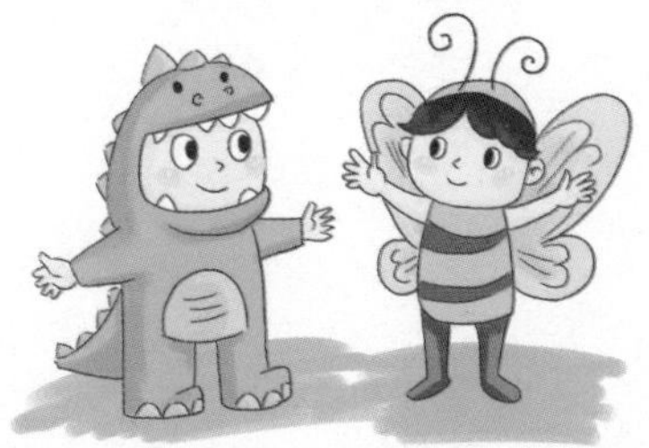

呵护引导，快乐成长

小学阶段（6 ～ 12 周岁）

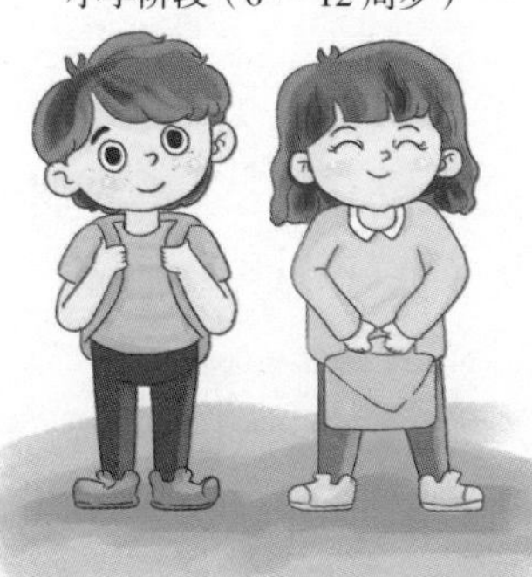

习惯养成，积极预防

中学阶段（12 ～ 18 周岁）

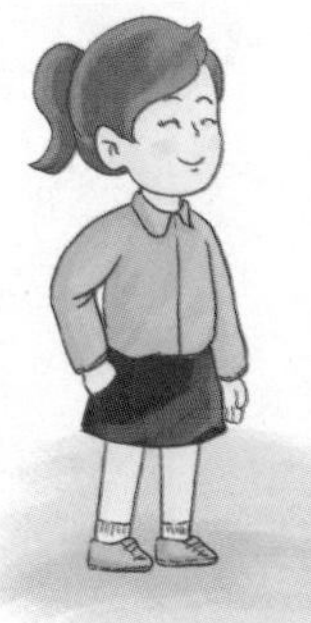

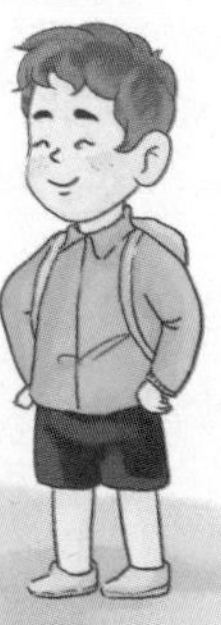

主动参与，科学防控

第三篇

视光及眼肌问题

1. 什么是屈光不正？屈光不正包括什么？

答：在眼调节放松的情况下，无穷远处的物体所成的像正好聚焦在视网膜上，称为正视；若没有聚焦在视网膜上，称为屈光不正。屈光不正主要包括近视、远视和散光。老视不属于屈光不正。

2. 什么是近视眼？近视眼分为哪些类型？有哪些症状？

答：在眼调节放松时，平行光线经屈光系统后聚焦在视网膜之前，这种屈光状态称为近视。根据屈光成分可分为屈光性近视和轴性近视。根据度数不同可分为轻度近视、中度近视和高度近视。近视主要的表现就是看远处模糊。

3. 什么是高度近视？有什么需要注意的？

高度近视是指大于600度的近视。高度近视应警惕：①白内障的发生；②若视力范围逐渐缩小，有发生青光眼的

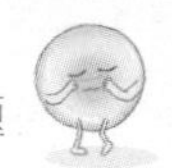

可能；③若眼前飘起黑影且面积逐渐增大，可能有视网膜脱离的可能。总之，有高度近视的人应该每年进行专业的眼科检查。

4. 近视眼会遗传吗？怎样避免？

答：近视是会遗传的，但是遗传的概率并不确定。如果父母都是轻度近视，遗传的概率较小。若父母都是高度近视，也就是大于600度的近视，遗传的可能性就比较大。如果父母有一方高度近视，下一代可能很早就会出现近视，需要让自己的孩子早期进行视力的检查和筛查。

5. 什么是远视眼？远视眼的分类？需要怎么矫正？

答：在调节放松状态时，平行光线经过眼的屈光系统后聚焦在视网膜之后，这种屈光状态称为远视。根据度数将远视眼分为低度远视（＜300度），中度远视（300～500度）和高度远视（＞500度）。根据调节状态可分为显性远视、隐性远视、全远视、绝对性远视、随意性远视。远视眼可用正透镜进行矫正，矫正原则是：轻度远视无症状和体征者无需矫正，但要随访。一旦出现体征，如有视疲劳、视力不佳或内斜视等，就需要给予一定度数的镜片。当患者由于过度调节出现调节性内斜视时，通过正镜片的矫正，调节性集合量降低，缓解斜视的程度，保证正常的双眼视功能。

6. 远视储备度数对应不同年龄分别是多少？

答：远视储备是指眼睛调节能力的储备，这个概念常用于幼儿到学龄前阶段的视力状态。一般来说，儿童 3 岁以前应该有 300 度的远视储备；4 岁应具有 200 ～ 250 度的远视储备；5 岁应具有 150 ～ 200 度的远视储备；6 岁应具有 100 ～ 150 度的远视储备；7 岁应具有 50 ～ 100 度的远视储备；8 岁应具有 0 ～ 50 度的远视储备；9 岁成为正视眼。

7. 什么是散光？分为哪些类型？

答：由于眼球在不同子午线上屈光力不同，平行光线经过眼球屈光系统后不能形成一个焦点，这种屈光状态称为散光。散光根据两条子午线的位置关系分为规则散光和不规则散光。规则散光又分为顺规散光、逆规散光和斜轴散光。散光根据两条子午线聚焦点与视网膜关系又可分为：单纯近视散光、单纯远视散光、复合近视散光、复合远视散光和混合散光。

8. 散光怎么治疗？

答：散光对视力的影响程度取决于度数及轴向，所有散光应同时矫正度数及轴向，才能达到最佳视觉质量。在临床上，

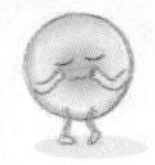

初次佩戴散光眼镜或者散光变化量很大时，患者往往不易耐受散光，此时常用等效球镜原理转化为球镜度或者予以散光欠矫验配。散光度数高或者斜轴散光对视力影响较大，相同散光量情况下，逆规散光对视力的影响比顺规大。

9. 什么是 OK 镜？有什么优势？

答： OK 镜是硬性角膜接触镜，可以通过对角膜塑形控制近视的发展。OK 镜外形类似于隐形眼镜，在睡觉时戴到眼睛里，利用镜片的表面精密的反几何力学设计，通过物理原理将角膜进行重新塑形，使白天视力达到接近正常的状态，起到控制近视的效果。

优势：

（1）晚上戴眼镜，白天摘眼镜；

（2）佩戴安全；

（3）8 岁以上可以佩戴，可以应用于 18 岁以下人群；

（4）运动时不受限，没有框架眼镜破碎的风险。

10. 什么样的人适合佩戴角膜塑形镜？

答： 8 ～ 18 岁有一定程度近视的青少年适合佩戴角膜塑形镜。角膜塑形镜主要的作用是通过对角膜的按摩和挤压，通过离焦作用来控制近视，能够减少或终止近视的发展。对于 8 ～ 18 岁的青少年，如果不注意近视的防控，其发展的速

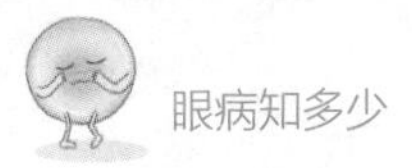

度就会比较快。除了佩戴框架眼镜外，还可以使用角膜塑形镜，从目前的数据看，角膜塑形镜是对近视较为有效的医学控制手段。

11. 儿童停止应用角膜塑形镜后，近视的发展会突然增快吗?

答：不会的，角膜塑形镜控制近视的实质是抑制了眼轴的异常增长。眼轴的长度在孩子发育的阶段始终是个变量，跟孩子的自身发育、眼部调节力和用眼时间等因素有关。在塑形镜使用的有效期内，通过物理力学作用，使物像全部落在视网膜上并形成物像周边近视离焦，减少了眼的调节，保证眼球各个方向随身体的发育均匀地增长，不是单单地抑制眼轴增长。角膜塑形镜可以暂时改变角膜中央和瞳孔周边的细胞分布，停戴后角膜会回归初始状态。而且人的一生中角膜厚度基本恒定。角膜塑形镜对眼球其他结构不会产生影响和改变，也不会约束眼球的正常发育。

12. 小朋友天生角膜曲率大不能戴 OK 镜吗?

答：首先，小朋友年龄一定得大于 8 岁才可以佩戴角膜塑形镜。因为角膜塑形镜的距离是有一定限制的，过高的曲率陡轴太厉害，容易压迫角膜，损伤角膜上皮。另外，角膜曲率高，需要检查角膜地形图，排除圆锥角膜。

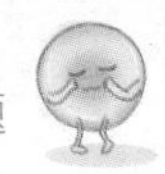

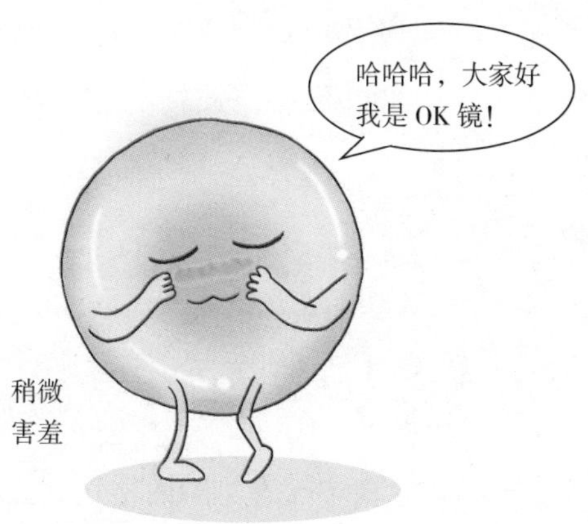

13. 什么是弱视？如何治疗？如何做到早期发现？

答：弱视是视觉发育期内由于异常的视觉经验引起的单眼或双眼最佳矫正视力下降，眼部检查无器质性病变。治疗包括消除病因，屈光矫正，遮盖治疗，光学药物治疗，综合疗法等。如果想了解儿童是否存在弱视的现象可以注意观察孩子的双眼及单眼的注视情况，观察孩子看电视是否凑的很近，还可以观察孩子的追随反应及孩子在看某种物体时眼球有无来回转动及眼球震颤。

14. 儿童弱视治愈后会复发吗？

答：一般情况下弱视治愈后，是不会出现复发的情况的。弱视是视觉发育期由于异常的视觉，比如单眼的斜视屈光参

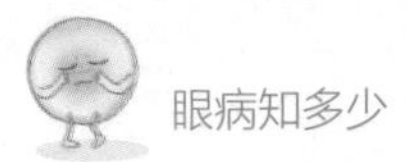

差，高度屈光不正以及形觉剥夺等引起的单眼和双眼最佳矫正视力的下降，眼部并没有器质性病变。而且儿童视力的发育在 7 岁左右就会成熟，一旦弱视治疗后，年龄又大于 7 岁，就很少会复发。

15. 什么是花眼？什么年龄会出现老花眼？

答：花眼又称老视。随着年龄的增长，晶状体逐渐硬化，弹性减弱，睫状肌的功能逐渐减低，从而引起眼部的调节能力逐渐下降，大约从 40 ～ 45 岁开始，出现阅读等近距离工作困难，这种由于年龄增长所致的生理调节减弱称为老视。老视是一种生理现象，无论屈光状态如何，每个人都会发生花眼。随着年龄的增长，上述现象逐渐加重。

16. 近视眼能通过按摩得到治疗或缓解吗？

答：通过按摩的方法可以有效缓解视疲劳，能够起到一定延缓近视度数加深的作用，但是通过按摩的方法将真性近视眼治好却不可信，对于按摩治疗近视要有科学的态度。一般对于近视度数比较高的患者，要及时佩戴眼镜来进行矫正，对于假性近视的患者，要及时到医院根据医生的指导，科学地进行治疗。

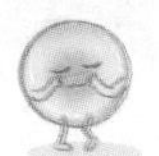

17. 隐形眼镜有哪些种类？有什么不良反应？对角膜有损伤吗？

答：（1）软性隐形眼镜：软性隐形眼镜简称软镜，临床上最为普及，由于材料柔软、亲水，因此具有较好的可塑性、佩戴舒适性，并具有相当的透氧性。软性隐形眼镜多用于屈光不正的矫正，以及角膜上皮剥脱的配合治疗。

（2）硬性接触镜：硬性接触镜又可以分为普通硬性接触镜和硬性透气性接触镜。普通硬性接触镜光学性能良好，矫正视力清晰，矫正角膜散光效果好，可在一定程度上暂时降低角膜的屈光力，控制近视的发展。硬性透气性接触镜也可用于屈光不正的矫正，常用于圆锥角膜的干预。隐形眼镜对眼睛表面的微环境有影响，容易导致干眼等一系列疾病。验配和佩戴时若不注意卫生可能诱发感染性疾病。此外，长期佩戴角膜接触镜可能对内皮、整个角膜的质量造成伤害。

18. 老花眼对生活有什么影响吗？

答：老花眼给正在工作岗位上担任重要职务的中年人带来无尽的烦恼——眼酸、眼痛、眼干涩、视物模糊、阅读疲劳，这些都是老花眼带来的症状。许多人把老花眼引起的这些症状当成一种正常现象，而忽略了对老花眼的治疗。往往这些症状会引起中老年众多疾病的发生，如白内障，青光眼，视网膜病变等。

19. 盲和低视力是怎么回事?

答: 视力的残疾一般分为盲和低视力。以国际标准视力表检查为例，一级盲是指视力从光感到 0.02，或者视野半径小于 5° ；二级盲是视力在 0.02 ～ 0.05 之间，或者视野半径小于 10° 。一级低视力是指视力从 0.05 ～ 0.1 之间；二级低视力是指 0.1 ～ 0.3。

20. 儿童近视 + 散光能治好吗?

答: 儿童近视和散光都是不能完全恢复的。近视和散光的状态是不能消失的，但是我们是可以通过佩戴眼镜来矫正的。近视要戴近视镜，散光相应的就要配散光的眼镜，从而让视力达到正常的状态。随着年龄的增长，孩子近视的度数可能会一直增长，而散光的度数变化可能不会太大。所以要每年积极地带孩子去眼科进行散瞳验光的检查，根据他的屈光状态及时调整他的眼睛状态。

21. 孩子运动时要戴眼镜吗?

答: 儿童在低度近视的情况下可以不戴眼镜。低度近视时，裸眼视力一般情况下是不会太差的。运动的时候戴眼镜很不

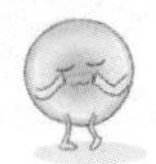

方便，如果不影响视物，是可以不用戴眼镜的。平时学习的时候，如果有影响，这种情况下是需要佩戴眼镜的，因为过度用眼调节容易造成近视度数的加深。而运动时，眼睛处于一种调节放松的状态，不戴眼镜是可以的。

22. 近视镜验配的注意事项有哪些？

答：（1）要进行专业的检查。精准的验光，检测好眼镜的度数和瞳距，这样配的眼镜才会精准。

（2）要选择镜框的大小。可以选择自己喜欢的镜框，要注意针对自己的脸型选择合适的镜框。

（3）大夫会根据对眼睛检测的结果增加或减少度数，这很大程度上取决于戴镜者自己的感觉，度数一定要让自己感到舒适。

（4）镜片。在选择镜片时一定要注意镜片的材质、颜色及用途，这与眼镜的安全性相关。

23. 非球面与球面眼镜的差别及非球面眼镜的优势有哪些？

答：为了追求镜片薄度需要改变镜片的曲面。球面设计就会使得像差和变形增大，结果出现明显的影像不清，视界歪曲，视野狭小等不良现象。非球面镜片的表面与普通球面不同，现在非球面的设计，修正了影像，解决了视界歪曲等问题，同时，使镜片更轻、更薄、更平，而且仍然保持优异的抗冲击性能。

24. 单眼或双眼弱视矫正的方法有哪些?

答: 弱视是指视觉发育期内由于异常视觉经验引起的单眼或双眼最佳矫正视力下降，眼部检查无器质性病变。治疗来说，首先需要的就是消除病因，消除形觉剥脱的原因。屈光矫正也是特别重要的一环。常规遮盖治疗即遮盖优势眼是治疗弱视的方法。有研究发现光学药物疗法（压抑疗法）包括应用散瞳药的近距离压抑疗法，过矫的远距离压抑法可以用于治疗弱视。另外，后像疗法、红色滤光片疗法也是治疗弱视的有效方法。

25. 低度数近视眼如何恢复?

答: 近视产生后，对日常生活有一定的影响，可以选择一些方式延缓近视的发展。

（1）轻度近视可以佩戴角膜塑形镜来延缓度数增长。

（2）多进行户外活动，眺望远方，可延缓近视的发展。

（3）如果度数严重，可以通过手术来矫正，延缓近视的发展。但是也有部分儿童是假性近视，验光结果会提示有轻度的近视。散瞳（放松睫状肌）后，患者近视的度数消失。

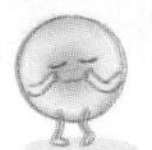

26. 病理性近视有哪些危害?

答： 病理性近视好发于高度近视，即近视眼度数大于 600 度或眼轴长度在 26mm 以上的人群中，经常会引发玻璃体、视网膜、脉络膜的一系列的眼底病理改变。即使佩戴眼镜，视力也很难达到正常标准。近视的程度和眼底变性密切相关，但不一定完全相关，低度近视也有可能发生眼底变性，而高度近视患者中有 8.7% 眼底正常，因而高度近视不能全部划为病理近视。

目前病理性近视的发病原因尚不清楚，本病可以遗传，但不会威胁生命。主要表现为近视度数不稳定，视疲劳，可伴有视力逐渐下降。病理性近视玻璃体易发生凝缩、液化、后脱离和浑浊，眼前会有黑影飘动，若玻璃体不全后脱离，会对视网膜产生牵拉，出现闪光感，可引起突然的视力损害，出现黄斑病变及视网膜脱离等一系列眼底疾病，严重者会失明。

本病目前不能完全根治，通过佩戴框架眼镜、角膜接触镜及渐进多焦点的眼镜矫正高度近视，如果近视度数在 800 ～ 1000 度以上且每年度数增长在 50 ～ 200 度的患者，可以通过巩膜加固术来阻止或缓解近视的发展，如果已经发生眼底病变可以通过相应玻璃体手术解决问题，多数人经正规治疗后病情可有效控制。因此，建议近视度数超过 600 度的人群每年都要进行视力检查及一些眼科健康检查。

27. 戴眼镜后是不是近视越来越重?

答: 很多人都认为近视一旦戴上眼镜就会加深近视程度，其实这是非常错误的认知。如果近视不戴眼镜，平时看东西不清楚，就会加深视疲劳，加重近视的程度。而近视的人只要佩戴适合自己度数的眼镜，可以缓解眼睛疲劳，反而不容易加深近视。

28. 儿童配眼镜需要散瞳吗? 散瞳对人体有害吗?

答: 散瞳验光是应用药物使眼睛的睫状肌完全麻痹，使之在失去调节作用的情况下进行验光。因为青少年眼睛的调节力较强，验光时如果不散大瞳孔，睫状肌的调节作用可使晶状体变凸，屈光力增强，不能反映出真实的屈光状态，从而影响检查结果的准确性。所以青少年近视患者，散瞳验光是很有必要的。

散瞳本身不会对眼睛造成不良影响，对儿童来说只是恢复时间上的影响。儿童散瞳后会出现怕光、视近物不清等症状，是正常反应，经过一段时间的休息，药效过后就恢复原来的状态了，当然不同的药物恢复时间有所区别。

29. 老花眼是不是远视眼? 有哪些区别?

答: 老视又称老花眼，是一种生理性调节减弱的现象，

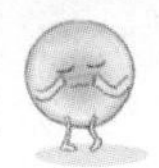

不是病理状态，是身体开始衰老的信号之一。随着年龄的增长，眼球晶体逐渐硬化，眼部肌肉的调节能力也随之减退，使看近物体的清晰度越来越低，从而出现阅读及近距离工作障碍。

由于老视屈光度数为正镜片，人们常常将老视的矫正与远视相提并论，实际上它们是完全不同的机制，具体见下表。

老视和远视的区别

老视	是和年龄相关的生理性调节力下降导致的近距离工作困难，一般在40岁左右出现。表现为远视力正常，近视力明显降低，需要视近矫正
远视	是一种屈光不正，由于眼球的屈光力过小，或眼轴过短所致，出生后往往就存在，表现为看远不清楚，看近更不清楚，但部分症状可被调节所代偿，需要远屈光矫正，高度远视有时还需要视近矫正

30. 什么是假性近视？如何确定孩子是真性还是假性近视？

答：假性近视并不是真正的近视，而只是一种近视的表现，主要是孩子看远视力下降，酷似近视的表现，实质上假性近视只是眼部调节功能痉挛的一种状态。那么怎么知道孩子的近视是不是“假性”的呢？

（1）孩子刚出现近视。

（2）孩子的度数在短时间内突然增加很多。

以上两种情况，有可能会是“假性”近视，对于这种“假性”近视，可以使用散瞳验光的方法来判断。通过使用睫状肌麻痹剂，比较用药前后的屈光度数，可以判断是真性近视还是假性近视。如果用药前屈光度符合近视的判定标准，用药后近视消失，成为正视或远视，则为假性近视。如果用药后近视屈光度数不变或度数降低小于 0.5D（50 度），则为真性近视。

31. 如何预防近视？

答：（1）养成良好的读写姿势。

在看书时眼睛离书本一尺，胸口离桌沿一拳，握笔的手指离笔尖一寸。不在光线暗或者阳光直射的环境看书写字，减少近距离用眼时间，做到保护视力三个“20”法则——20 分钟近距离用眼后远眺 20 英尺外的景物 20 秒。

（2）坚持户外活动锻炼。

尽量让孩子进行白天室外的体育锻炼，尽量远眺，但要避免直视太阳，容易伤害眼睛。

（3）合理使用电子产品。

较少电子产品使用的时间，每次 20 ～ 30 分钟。看电视、手机等电子产品时，不要在黑暗的环境看，应有一定的背景光线，避免屏幕与环境的明暗度对比过大引起视觉疲劳。

（4）保证营养和睡眠。

充足的睡眠和合理的营养是保证眼健康的基础，做到营养均衡，多吃蔬菜水果，不挑食。

（5）定期检查视力，早发现，早治疗。

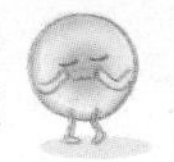

发现视物模糊，尽早到正规眼科机构进行视力检查，一旦确诊为近视，应尽早在眼科医师的指导下佩戴眼镜，并定期复查。

32. 如何预防近视进一步加深?

答：近视形成的机制主要是由于遗传和环境的因素，遗传因素我们不能改变，那么我们可以在环境方面预防近视的进一步加深。首先，我们可以增加户外活动时间，建议每天的阳光照射时间大于两个小时；其次减少用眼的时间，尤其是近距离的用眼，我们可以用“20”的原则，就是在我们看近距离的书或手机时，每隔 20 分钟我们要往远处 20 英尺以外的地方持续看 20 秒，这样可以使眼睛放松。最后如果已经确诊了近视，我们可以采取佩戴 OK 镜的方式来控制近视的加深，也可以用 0.01% 的硫酸阿托品滴眼液，以上几个方式的联合使用可以使近视的加深得到有效的缓解。

33. 什么人容易得老花眼?

答：以下是几个容易得老花眼的影响因素：

（1）文员工作。随着社会进步，社会老年化，写字楼里不再清一色俏男俊女，中老年人成为白领主力人群，长期近距离的文员工作会提早产生“老花”症状。

（2）正视、远视。自称视力好没有近视的人群，老视的

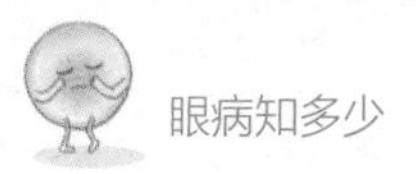

发生时间比较早，30 多岁就“眼花”的例子屡见不鲜。

（3）隐形眼镜。戴隐形眼镜的人群视觉更接近“正视眼”，因此会把“眼花”发生的时间提前到正视眼人群的水平。在 40 多岁戴镜人群，尤其是首次戴隐形眼镜，需要注意到这一点，可以通过降低镜片度数解决这一问题。

（4）视觉精度。近距离精细工作者容易出现老视症状。

（5）身高。高个子、长手臂的人比矮个子、短手臂的人容易出现老视。

（6）地理位置。生活在赤道附近或温度较高地区的人比较容易出现“老花”，这是源于温度对晶体的影响。

（7）药物。服用胰岛素、抗焦虑药、抗抑郁药、抗精神病药、抗组胺药、抗惊厥药、利尿药、抗高血压药等药物的人群比较早地出现“老花”，源于药物对睫状肌的作用。

34. 什么是远视储备？远视储备有什么作用？

答：新生儿的眼球较小，眼轴较短，此时双眼处于远视状态，这是生理性远视，称之为“远视储备量”。随着儿童生长发育，眼球逐渐长大，眼轴逐渐变长，远视度数逐渐降低而趋于正视。正视后若眼球继续增长，则出现近视。

远视储备不足，指裸眼视力正常，散瞳验光后屈光状态虽未达到近视标准但远视度数低于相应年龄段生理值范围。

儿童 3 岁前生理屈光度为 +3.00D，4 ～ 5 岁生理屈光度为 +1.5 ～ +2.5D，6 ～ 7 岁生理屈光度为 +1.00 ～ +1.5D。举

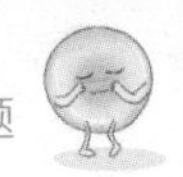

个例子，比如 4 ～ 5 岁的儿童生理屈光度为 150 ～ 200 度远视，则有 150 ～ 200 度的远视储备，如果此年龄段儿童的生理屈光度只有 50 度远视，意味着其远视储备量消耗过多，有可能较早出现近视。

因此，家长要为儿童提供良好的用眼环境，帮助儿童养成良好的用眼习惯，尽可能延缓近视的发生和进展。

35. 验光散瞳有哪几种形式？多大的孩子需要散瞳？

答：散瞳分为快速散瞳和慢速散瞳两种。一般 12 岁以上的近视孩子做快速散瞳就可以了，而 12 岁以下的孩子调节能力过强，要完全麻痹睫状肌，就需要缓慢散瞳。目前常用的散瞳药物主要有阿托品眼用凝胶、赛飞杰滴眼液和复方托吡卡胺滴眼液。

36. 有了老花眼如何矫正？

答：验光配镜是老视矫正最可靠、有效的办法。首先应进行远视力检查和验光，矫正屈光不正，应在排除近视、远视的因素后，以既能看清近物，又无不适为原则，同时根据阅读习惯和工作性质，选择合适的阅读距离进行配镜。老花镜简单来说就是一副凸透镜，使近处物体更聚焦，让老视的人阅读更省力。可选择单光眼镜、双光眼镜和渐变多焦点眼镜。

37. 孩子斜视怎么办?

答: 斜视是眼科的常见病、多发病，是与双眼视觉和眼球运动相关的疾病。斜视治疗的主要目标是恢复双眼视觉功能。儿童斜视一经确诊即应当开始手术治疗，应首先尝试消除斜视造成的知觉缺陷，包括脱抑制、治疗弱视。双眼的视力接近平衡后，再运用非手术的方法或手术的方法矫正斜视。如果斜视影响到儿童的心理和社会交往，建议早期手术。

38. 儿童斜视什么时候应该手术?

答: 儿童斜视一经确诊，就应该治疗。

内斜视：婴幼儿出生 6 个月以内发生的先天性内斜视，手术应在双眼单视功能发育之前，即 1 ～ 2 岁手术。如戴镜 6 个月以上，内斜仅是减轻，残余斜视应尽早手术。如戴镜后斜视无变化者，更应早做手术。

外斜视：应尽早手术，应在未形成显性外斜前，双眼单视功能尚未全部丧失之前尽早手术矫正，在 4 ～ 6 岁手术最佳。

39. 斜视会头晕吗? 需要做什么检查?

答: 会头晕的。斜视时两只眼睛实际看到的景物是不一样的，两个不完全一致的图像传导到大脑中，经过分析处理，

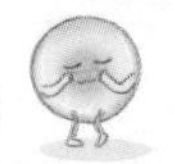

两者会因为不重合而造成混淆，引起头晕等不舒服的症状。斜视的诊断需要遮盖检查（遮盖－去遮盖，交替遮盖法）、角膜映光法、同视机法、三棱镜检查、单眼运动检查、歪头试验检查、牵拉试验、Parks 三步法检查、立体视检查、复视像检查等专业检查。

40. 斜视手术安全吗？有什么后遗症？

答：斜视的手术包括不同肌肉的肌肉减弱术，肌肉加强术和水平肌肉垂直移位术等，手术都是比较安全的。手术的风险主要包括三个方面：

（1）在缝合眼球表面时，针会穿透眼球，导致眼内的损伤，更有甚者引发视网膜脱离或者眼内炎。

（2）在手术过程中，会损伤一些基膜组织，出现严重的出血。

（3）缝合得不牢靠，术后发现滑脱，导致眼球运动障碍。

41. 孩子单眼弱视，怎么遮盖治疗？

答：常规遮盖治疗即遮盖优势眼，强迫弱视眼使用。该方法已有 200 多年的历史了，迄今仍为最有效的治疗单眼弱视的方法。用遮盖治疗时，需密切观察被遮盖眼视力的变化，避免被遮盖眼发生遮盖性弱视。复诊时间根据患儿年龄确定，年龄越小，复诊间隔时间越短。1 岁儿童复查间隔为 1 周，2 岁儿童复查间隔为 2 周，4 岁儿童复查间隔为 1 个月。因为弱视治疗易反复，双眼视力平衡后，要逐步减少遮盖时间，慢慢停止遮盖治疗，维持治疗半年以上，以使疗效巩固。

42. 散光 100 度严重吗?

答：从度数来看，散光 100 度不是太严重，但是 100 度的散光，有可能出现看远处与看近处都不清楚，用眼时间长就出现眼睛发胀、头晕、眼晕的症状。由于这些症状的存在，可能会对生活造成一定的影响，虽然度数不高，可能影响生活。但是也有的人虽然散光 100 度，却没有任何症状。

43. 单眼弱视的危害有哪些?

答：对于单眼弱视，危害主要体现在以下三个方面：

（1）一只眼睛视力低下，即使佩戴眼镜矫正，视力也无法提高到正常，从而会使患者视野范围缩小，在从事驾驶、危险设备操作时会受到限制，甚至引发危险。

（2）影响立体视等高级视功能，因为两只眼睛视力清晰程度不同，从而使患者无法形成完美的立体视，判断目标的远近时，容易出现较大的误差。

（3）会引发视疲劳，是由于双眼看的景物清晰程度差距过大，从而使视觉中枢融像困难而引发的。

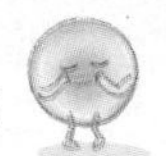

44. 渐进眼镜的好处是什么?

答：（1）外形如同单光镜片，看不到度数分界线，美观。

（2）不会产生像跳，佩戴舒适，容易适应，容易被接受。

（3）没有调节的波动，不会引起视疲劳。

（4）在视觉范围内都可获得清晰的视力。

（5）眼球不易疲劳，不断变化的度数使得眼球放松，可能有延缓近视发展的作用。

45. 视力 4.0 严重吗？ 1.0 对应的视力是多少?

答：视力的表述方法有很多种，我们目前最常用的是 logmar 视力，正常人的最佳矫正视力在 0.8 以上。5.0 对应的 logmar 视力是 1.0，而 4.0 对应的 logmar 视力是 0.1，是比较严重的。很多疾病可以导致视力是 0.1，比如屈光不正，白内障，青光眼，眼底疾病等。如果视力为 4.0，应尽快从医。

46. 高度近视能诱发哪些眼部疾病?

答：近视按矫正度数可以分成低度、中度和高度近视，一般在 300 度以下的近视为低度近视，处于 300 ～ 600 度之间的近视称作中度近视，在 600 度以上的近视称为高度近视。

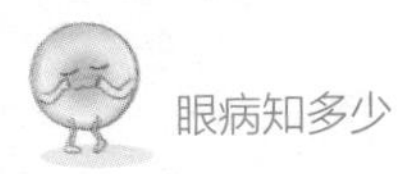

高度近视的眼睛，眼轴长度比正常人需要长很多，呈一个明显椭圆形，眼球向外突出，可单眼或双眼患病，开始发病的年龄相差很大，可能是幼年或青少年。早期远视力不好，近视力尚可，随着病情进展，远近视力均减退。由于高度近视的后极部视网膜色素上皮萎缩，视力矫正不理想。

高度近视有致盲的可能性，主要是哪些眼部疾病引起的呢？

（1）孔源性视网膜脱离在高度近视眼的发生率是正常人的 10 倍以上，由于玻璃体变性，玻璃体不全后脱离或周边变性区裂孔的形成，可形成黄斑裂孔，周边视网膜裂孔均可导致视网膜脱离。

（2）高度近视的玻璃体皮质常与视网膜异常紧密粘连，容易发生玻璃体皮质劈裂，在黄斑处形成玻璃体黄斑牵拉综合征。

（3）近视伴有青光眼约为 14%，但高度近视眼眼球硬度较低，所测的眼压偏低。而且高度近视的视乳头本身就异常，青光眼的视乳头凹陷和萎缩很难发现。所以高度近视合并青光眼应引起注意。

（4）高度近视还会引起黄斑出血，脉络膜新生血管，白内障的发生。

部分高度近视患者屈光度数会呈现进行性加深趋势，这部分高度近视患者要特别注意，如果度数不断加深，需要到医院定期检查眼底，避免更严重的情况发生。

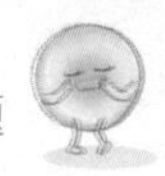

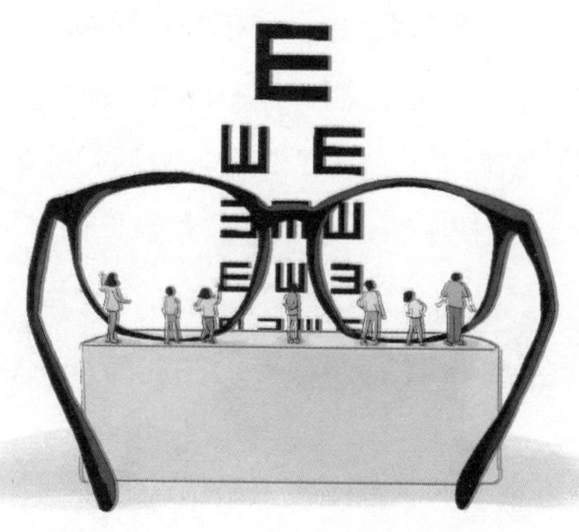

47. 高度近视需要注意什么?

答: 高度近视的治疗和怎样才能控制近视度数的发展一直是眼科界的难题。对于近视度数持续性加深，眼轴持续性增长的高度近视，可考虑施行后巩膜加固术。后巩膜加固术是一种预防性手术，是将固体材料置于后极部及黄斑区，起到机械性加固眼球壁，控制眼球扩张的作用，从而缓解了眼球向后延伸的压力，这是临床上常用的干预近视发展的方法。对于高度近视应充分散大瞳孔详细检查患者的全部眼底，争取早期发现视网膜周边部的变性，无血管区或裂孔并加以处理，预防这些病变发展成视网膜脱离，一旦视网膜脱离范围增大，牵扯到黄斑时，如果没有及时治疗，会引起眼睛的视力急剧下降，甚至失明。预防高度近视的并发症，应该注意合理用眼，减轻视力负荷，缩短工作时间，坐姿端正，光线

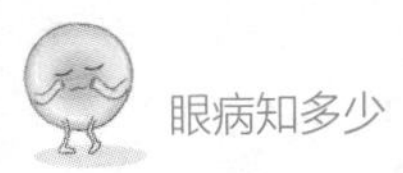

适宜，适当锻炼，要避免外伤、重体力劳动。佩戴正确度数的眼镜，多吃富含叶黄素、维生素 A 等食物；另外，如果一旦确诊是高度近视，一定要定期给眼睛做检查，防止进一步恶化，同时需要保护眼睛，避免碰撞和眼外伤。

48. 孩子近视多久复查一次？需要检查什么？

答：眼睛近视了并且刚刚戴上眼镜，建议一个月复查一次，连续检查三次，如果近视度数稳定后，复查的时间可以为 3 ～ 6 个月。去医院要检查眼睛视力，复查验光，观察眼睛的度数有没有增加。如果度数出现增加，还应该及时调整眼镜的度数。鼓励孩子多户外活动或体育锻炼，可以有效地防治近视，平时注意减少使用电脑和手机，让孩子养成正确使用眼睛的良好习惯。

49. 孩子近视了，戴镜的相关问题有哪些？

答：目前，我国青少年近视的发生率与日俱增，而且也呈现出近视低龄化的态势，很多孩子小小年纪就戴上了近视眼镜。有的家长认为孩子刚近视，或者度数很低，只有 100 ～ 200 度，戴了眼镜怕再也摘不掉了，平时就不用配眼镜了；也经常有家长因孩子不愿戴眼镜，就没有强迫其坚持佩戴，导致孩子的度数增长很快。这两种做法都是非常错误的。孩子一旦发现近视，就要到正规的机构验光配眼镜。镜子配好后，

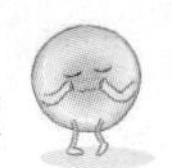

睡觉可以摘下来，其余时间都应该佩戴。有的孩子上课时戴，而下课时不戴，这也是错误的。这样佩戴眼镜，会增加眼睛的视疲劳，从而加快近视的发展。

（1）屈光不正按原因大致可以分为：

①眼轴拉长（近视）光线成像在视网膜前面；

②眼轴缩短（远视）光线成像在视网膜后面；

③上下面不够圆（散光）长扁了。

（2）近视。

①假性近视；a. 与真性近视的本质区别在于眼球没有拉长，视力下降可逆；b. 原因；用眼过度，看近处过多——肌肉紧张，晶状体过凸——视物不清；c. 治疗方法：放松或者点散瞳眼药水。

②真性近视；a. 原因：睫状肌肉放松到极限仍不能看清；b. 表现：看远看不清，看近能看得清。

50. 矫正或治疗近视的方法有哪些？

答：近视指的是眼在调节放松状态下，平行光线经眼的屈光系统后聚焦在视网膜之前，表现为裸眼远视力下降而近视力正常。

矫正近视的常用方法有：

（1）睫状肌麻痹剂。每晚睡前一次，可缓解视疲劳，消除假性近视。

（2）框架眼镜。选用凹透镜进行视力矫正，配镜原则是选用“获得最佳矫正视力的最低度数镜片”。根据验光的综合结果，选择适合孩子的眼镜。

（3）角膜塑形镜。一种硬性角膜接触镜，在夜间佩戴，通过暂时性降低角膜中央区屈光力，减少近视屈光度数，提高裸眼视力，其控制青少年近视进展的效果优于普通框架眼镜。

（4）屈光手术。包括飞秒角膜激光手术和晶状体屈光手术。飞秒角膜激光手术是经术前精确计算后在角膜上制瓣，切削，从而达到矫正近视的目的。晶状体屈光手术则在眼内放置适合度数的人工晶体以矫正近视。此两种方法不适合青少年。

51. 近视眼就不会花眼吗？

答：老视是一种生理现象，无论屈光状态如何，每个人均会发生老视，但是原有的屈光状态将影响老视症状出现得迟或早，未行矫正的远视者较早发生老视，近视者发生较晚。

第四篇

屈光手术

1. 什么是屈光手术?

答: 屈光手术即矫正屈光不正的手术，其中包括矫正近视、远视、散光的手术。但目前开展最多的是矫正近视的屈光手术，即近视眼手术。

2. 为什么未成年人不能做屈光矫正手术?

答： 对于未成年人来说，眼球还处于发育阶段，如果急于手术，术后可能视力不稳定，屈光不正可能继续发展，所以应该年满 18 岁，近视度数稳定 2 年以上再接受屈光矫正手术。

3. 近视手术分为哪几种？

答： 近视手术即屈光手术，包括角膜屈光手术、眼内屈光手术和巩膜屈光手术。其中角膜屈光手术有激光性屈光手术和非激光性角膜屈光手术两种。激光性屈光手术包括准分子激光屈光性角膜切削术，准分子激光原位角膜磨镶术，前弹力层下激光角膜磨镶术，飞秒激光 LASIK，经上皮 PRK，飞秒激光基质透镜切割术，小切口飞秒激光基质透镜切除术等；非激光性角膜屈光手术包括放射状角膜切开手术，角膜基质环植入术，散光性角膜切开术，角膜胶原交联术。眼内屈光手术包括摘除晶状体手术（透明晶状体摘除合并人工晶状体植入手术）和不摘除晶状体手术（晶状体前人工晶状体 ICL）。巩膜屈光手术包括后巩膜加固术和巩膜扩张术。

4. 做了近视眼手术，近视还会复发吗？

答：做完近视矫正手术后，有可能出现近视复发，主要见于以下情况：

（1）做手术年龄太小，近视度数没有稳定下来，随着年龄的增长，又逐渐形成新的度数。

（2）由于术后不注意合理用眼，导致近视复发。

（3）由于近视度数过高，角膜偏薄引起。近视度数高时，手术切除的角膜就厚，如果术后保留的角膜过薄，会在眼内压力的作用下向外扩张，导致近视复发。

因此，最好等视力稳定了之后再进行手术，临床上要求，连续两年，每年近视度数增长不超过 50 度，做近视手术会更加稳妥。这是因为不管哪种近视手术，都只能够矫正做手术时已经有的度数。因此，视力不稳定的人去做手术，很可能出现术后又新增长出一些度数的情况。就好像我们在长身体的时候，买的衣服很快就穿不下了；而成年身体稳定了之后，

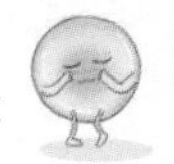

一件衣服却可以穿好几年。另外，在手术后如果仍然没有养成良好的用眼习惯，仍然过度使用眼睛，有可能再次发生近视。所以一定要注意保持良好的用眼习惯哦。

5. 哪些人不适合做近视手术？

答： 正常来说，18 岁以上 45 岁以下且近视度数稳定超过 2 年以上就可以做手术了。

18 周岁是成年人的标志，18 周岁后人体各个组织器官已经相对发育成熟，包括眼球，近视不会有较大进展，所以一般认为 18 周岁是眼球发育成熟的标志，屈光状态、眼球各组织相对比较稳定，因此要年满 18 周岁才能进行屈光手术。45 周岁是中年的标志，中年人部分已经出现老花眼，老花眼是一种功能性眼病，若患者已经出现老花眼或是轻度白内障，可能对近视手术的效果产生影响，因此做手术的年龄不宜过大，最好不要超过 45 周岁。但是有些情况下是不可以做近视手术的：①患有糖尿病；②患有眼部疾病，如青光眼、圆锥角膜、严重干眼症等，有这些问题是绝对不可以手术的；③角膜厚度不够，角膜厚度小于 450μm 是无法手术的。

6. 哪些人群需要进行晶体植入手术矫正近视眼？会有哪些并发症？

答： 晶体植入手术主要适合的人群是角膜比较薄或者度

数比较高的高度近视的人群。它的优势很明显，因为这是一个可逆性的手术，最糟糕的结果无非是把人工晶体取出来，不会改变眼部原有的结构。并发症主要有三个：①感染；②青光眼；③白内障。

7. 做完近视眼手术大概多久可以恢复？饮食上需要注意什么？

答：近视眼手术 1 ～ 2 周可以恢复日常生活，剧烈运动的话需要 1 ～ 3 个月，根据手术类别不同，恢复的时间也不同。如全飞秒手术切口较小，术后 1 ～ 3 天能够恢复正常状态，1 周后能恢复正常生活。半飞秒和准分子切口较大，2 ～ 3 周才能完全恢复，不影响生活。饮食上要注意以清淡为主，避免吃一些让自己恶心呕吐的食物，同时饮水量也不要太大。

8. 做过近视眼手术，时间长了又近视了还能再做吗？

答：患者接受近视矫正手术后视力回退是可以再次接受手术的。不过再次手术难度会增大一些，对于医生的要求更高。屈光手术的原理是通过在患者的角膜上进行切削改变角膜的屈光度来矫正视力，当角膜的厚度不允许切削时，手术就无法进行。所以在二次矫正前患者需接受检查来确定是否可以进行二次手术。

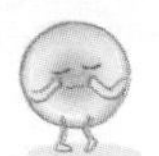

9. 高散光 + 近视能做近视眼手术吗？会有什么不适？

答：如果眼睛既有高度散光又有近视，往往是可以手术的，但是必须符合手术指征。应该完善角膜曲率和角膜地形图的检查，角膜厚度的检查，屈光常规检查，视力、眼压和眼底的检查，泪液分泌试验的检查。通过这些检查，评估患者是否可以手术。另外，高度近视及散光严重影响患者的视力，如果能够进行手术，效果还是不错的，可以积极手术治疗。

缺点：术后最初可能会发生头晕、走路摇晃等，对物体距离的判断、深度感觉发生变化。

10. 激光手术后干眼的概率是多少？为什么会发生干眼？

答：角膜屈光手术后，部分患者出现眼睛干涩的症状。屈光手术 1 ～ 2 周后，干眼发病的概率为 69% ～ 85%。屈光手术所使用的微角膜刀切断角膜基质内感觉神经丛，术后早期角膜知觉减退，因此导致瞬目的次数减少、泪液蒸发增多，角膜形态改变，影响泪膜附着及稳定性。这就是导致干眼发生的机制。

11. 角膜瓣切开后能愈合吗？

答：角膜瓣切开后，一般半年左右即可恢复，但是实际病例中，在激光术后多年，受到外伤后，角膜瓣仍会裂开。

所以近视眼做完手术的患者，要注意避免剧烈运动，避免受到外伤，防止角膜瓣愈合后的再次开裂。

12. 飞秒激光治疗近视，选择飞秒好还是半飞秒好？有什么副作用？

答：通常认为全飞秒激光手术优于半飞秒激光手术。全飞秒激光手术是通过飞秒激光在角膜基质层磨制镜片，在2mm的切口处将镜片取出，从而改变角膜屈光状态，使患者视力提升。半飞秒激光手术是使用飞秒激光切削角膜瓣，在瓣下通过准分子激光再磨制镜片，从而改变角膜的屈光状态。全飞秒激光不会发生瓣复位不良和瓣下浑浊的情况，切口小，不易感染，切削非常精准，术后视力的可复性较好。全飞秒激光手术对浅表的损伤较小，发生术后干眼的可能性也大为降低。综上，全飞秒激光手术比半飞秒激光手术更安全，术后发生并发症性更低，所以全飞秒手术优于半飞秒。

13. 花眼可以手术治疗吗？

答：老视是一种自然规律，正常人40多岁就可能出现，也就是看近的调节力会下降。任何手术做完都不能逆转它的状态，只能通过改变调节度数，增加看近的舒适度。

老视分为两种，一种是老视伴随着近视或者远视；另一

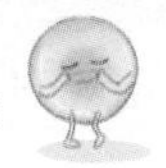

种是单纯的老视，即患者没有近视或者远视的视力问题，只是因为年龄的增长出现了老视。

针对第一种老视且屈光不正的患者，我们在做手术的时候，会为患者做双眼单视设计，即一只眼睛进行视力矫正，另一只眼预留一些度数。手术后，主视眼看远很清晰，非主视眼看远会比较吃力，但是看近会很轻松。双眼同时看视力较为清晰。

针对第二种单纯老视的患者，可以采取把角膜切削成多焦点的状态，但是这种手术方式只能矫正150度左右的老视，而且会损失一些看远的视觉质量。虽然看近的150度以内的老视会改善，但是随着年龄的增长，老视的度数还是会继续加深，手术维持的时间并没有很持久。

现在还可以通过白内障手术联合多焦点人工晶体植入术解决花眼的问题，但这种手术属于一种高端的晶体手术。

综上，目前对于单纯老视的手术还没有非常理想的能彻底解决的方案。

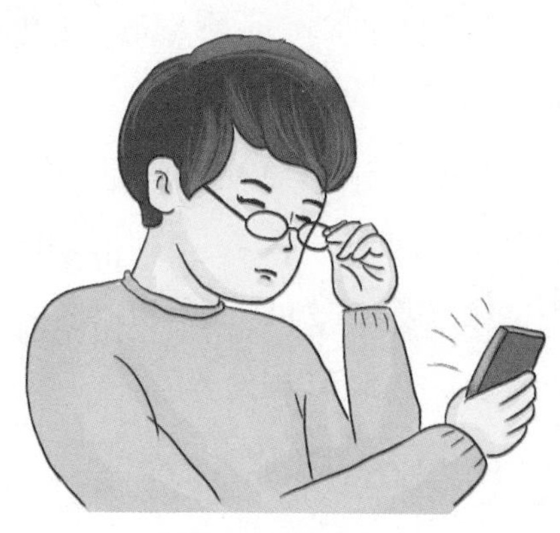

14. 近视手术后饮食上需要注意什么？

答：（1）手术后一周到十天左右的饮食禁忌：

这段时间饮食中要减少辛、酸、辣的成分，比如辣椒、生姜、大蒜、洋葱、花椒、火锅等，以减少对眼睛的刺激。同时以下的食物要少吃：水产品，牛羊肉，蔬菜中的韭菜、芹菜。

（2）手术后应多吃富含维生素 A 的食物。

缓解手术后早期眼睛的疲劳，每天应该摄入足够的维生素 A，维生素 A 是一种合成视紫红质的原料，视紫红质具有感光作用。

15. 近视手术哪些人群需要做晶体植入？有哪些并发症？

答：有晶体眼人工晶体（ICL）植入术治疗超高度近视，是在有晶体眼内后房植入一种柔软的人工晶体凸或凹透镜，就像让人戴上一副不需要更换和清洗的隐形眼镜一样。每个人量身定做。哪些人适合做这类手术呢？

（1）中度、高度、超高度近视，球镜度数 –2D ～ –25D，及角膜厚度较薄不宜行准分子激光手术（LASIK）者。

（2）远视，球镜度数 +2.0D ～ –10D。

（3）屈光状态稳定 2 年以上。

（4）年龄大于 18 岁。

（5）无活动性眼病，无青光眼，白内障，视网膜脱离。

（6）全身情况良好。

ICL 引起的并发症常见的有眼压升高及产生白内障。

16. 近视眼的激光手术有什么限制要求吗？

答：近视眼的激光手术要求有以下几点：

（1）年龄在 18 岁以上，近视度数稳定两年以上，有主动摘掉眼镜的愿望。

（2）无瘢痕体质、结缔组织病、严重的干眼症等。

（3）眼部无急慢性炎症，角膜不能过薄，瞳孔无明显异常，眼底检查未发现明显的视网膜脱离、裂孔或严重的变性区，角膜地形图检查未发现明显异常，眼压测量在正常范围内。

（4）泪道冲洗，排除慢性泪囊炎的可能。

17. 近视眼手术安全吗？有什么并发症？

答：对于近视眼手术，无论是激光近视矫正术，还是眼内人工晶体植入手术，安全性均较高。近视手术主要是角膜屈光手术（准分子激光近视手术）和晶体屈光手术（ICL 人工晶体的植入），角膜屈光手术的并发症有欠矫或者过矫，角膜瓣移位，术后视力降低，角膜瘢痕形成，术后视网膜脱离，术后炫光。晶体屈光手术的后遗症包括白内障，术后出血感染等，术前应严格筛查，严格掌握手术的适应证，能有效地避免术后并发症。

18. 做完近视手术的人可以戴美瞳吗?

答: 为了拥有明亮的大眼睛，很多人选择通过近视手术来摆脱眼镜的困扰，还有很多年轻的朋友喜欢佩戴不同颜色的美瞳增加眼睛的魅力，让眼睛看起来更有神。美瞳属于隐形眼镜的特殊类型，但是由于多了一层染色层，美瞳会比一般隐形眼镜镜面厚，相比之下透氧率也会变低，抗蛋白能力降低，对角膜影响比较大。

美瞳材质特殊，所以不管是手术前还是手术后，眼科医师都不建议长期佩戴美瞳，长期戴美瞳会导致角膜缺氧进而导致角膜各种病变，包括干眼症，角膜弥漫性新生血管侵入，甚至出现严重的感染，对角膜和视力造成损伤。

做完激光手术不建议戴美瞳，原因如下:

(1) 做完手术后，屈光不正已得到矫正，不需要美瞳再进行矫正。

(2) 做完激光手术的患者，角膜神经会损坏，造成短暂性的干眼，如果戴了美瞳会加剧眼表的缺氧，从而加重干眼。

(3) 美瞳需要进行护理，如果护理不当，会造成感染。

19. 近视手术术后几天能恢复?

答: 近视手术和身体其他部位手术相似，其恢复速度也是因人而异，但大致上与以下三个因素有关系：

（1）手术方式不同，恢复时间不同。目前近视手术的手术方式比较多样，各自适合不同的近视人群，而每一种手术恢复时间都存在差异，从 4 ～ 5 小时到一个星期不等，如何选择要根据眼部情况决定。

（2）手术前近视程度不同，恢复时间不同。术前近视度数的高低也影响术后恢复时间的快慢，术前度数高，其恢复的速度一定比中低度数患者的恢复时间要长一些。

（3）个体体质不同，恢复时间不同。每个人体质，伤口的愈合程度都不一样，这就是所谓的个体化差异。

第五篇

白内障

1. 什么是白内障?

答: 在正常人眼睛内，位于瞳孔后方有一个透明、富有弹性的凸透镜样的组织，这就是晶状体。它好比照相机的镜头，一旦发生混浊，也就是发生了白内障，就会阻挡光线的入射，光线不能在视网膜上成像，就会造成视力下降，眼前黑影，视物重影等症状，给工作、学习、生活带来很大的不便。目前，老年性白内障是我国首位致盲性眼病。

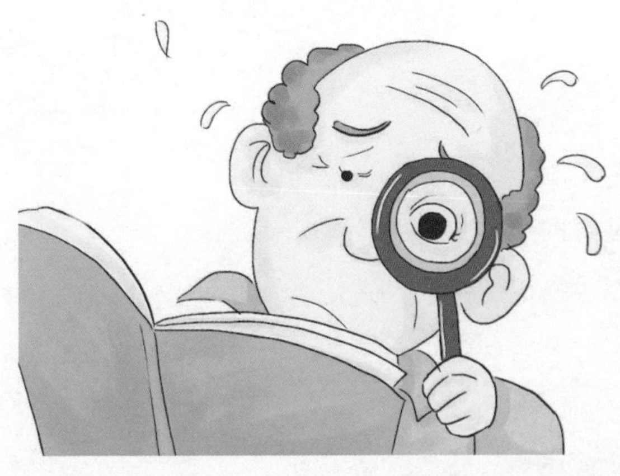

2. 白内障会遗传吗？

答：首先，遗传因素是诱发白内障的主要原因之一。白内障遗传主要分为先天性遗传和后天性遗传。先天性白内障多数在出生前就已经存在，多为遗传病。先天性白内障主要分为前极性白内障、后极性白内障、绕核性白内障、全白内障。前两者可以观察，后两者需要尽快手术治疗。后天性白内障是出生后全身疾病或者局部眼病、营养代谢异常等因素导致的晶状体混浊。

3. 白内障分哪几种？

答：主要分为先天性白内障和后天性白内障两大类，后天性白内障又包括代谢性白内障、外伤性白内障、老年性白内障等。其中常见的白内障一般都是老年性白内障。

4. 白内障的早期症状有哪些?

答：据统计，60 岁以上老人，白内障发病率约为 40% ~ 60%。那么，我们该如何早点发现白内障呢？或者说，白内障有哪些早期症状呢？

（1）屈光状态变化；

（2）配戴眼镜也无法提高视力；

（3）看灯光不聚光，发生散射；

（4）近视度数突然加深；

（5）视物有颜色变化。

5. 白内障的病因是什么？

答：老年性白内障是多因素疾病，其发病病因目前还不完全清楚，主要与辐射（如紫外线）、全身疾病（如糖尿病）、遗传因素、药物应用（如糖皮质激素等）以及晶体的营养和代谢状况相关。其中最具有意义的就是氧化损伤。先天性白内障主要是因为遗传因素、在母体内感染了病毒、早产儿出生后吸氧等因素造成的。

6. 白内障是双眼性眼病吗？

答：是的。一般来说，老年性白内障基本都是双眼先后发病。

7. 白内障能预防吗？

答：预防白内障，我们需要从白内障的病因入手，尽可能远离病因。

（1）避免过度视疲劳，用眼应以不疲倦为度，注意正确的用眼姿势。尽量不要长时间在昏暗环境中阅读和工作。每用眼一小时就让眼睛适度放松。

（2）避免长时间接触辐射。要避免在强光或者其他辐射线照射下工作和学习。在户外活动时应佩戴有色眼镜，防止射线直射眼睛。

（3）坚持做眼保健操。进行眼部穴位按摩，可以改善眼部血液循环，缓解视疲劳症状。

（4）摄入足够的维生素C。人眼中维生素C的含量大约比血液中高出30倍。随着年龄的增长，营养吸收功能与代谢机能逐渐减退，晶状体营养不良，维生素C含量明显下降，久而久之导致其晶状体变性。

（5）保持心情舒畅。

8. 怎样预防并发性白内障？

答：并发性白内障主要是指眼内疾病引起的晶状体混浊，所以积极预防眼内疾病才是根本，例如虹膜睫状体炎、高度近视、青光眼等疾病。一旦得了并发性白内障，一定要积极治疗原发病，此外还应定期观察晶状体混浊的情况，可以在眼内疾病控制比较稳定的情况下择期考虑手术治疗白内障。

9. 白内障的危害有哪些？

答：（1）视物不清，加大跌倒风险。看东西时，眼前就像蒙了一层雾，视物不清，还可能出现复视和眩光的症状，视物不清也会增加跌倒的风险。看书、看电视、开车、出行等都可能受到影响，时间久了，患者会出现不同程度的烦闷、焦虑、抑郁等不良情绪。

（2）视力下降，影响日常生活。白内障是晶状体老化的结果，它的实质是蛋白质变性，致使晶状体逐渐变得混浊。白内障导致的视力下降是无法通过戴眼镜矫正的。患者在强光的环境中，由于瞳孔缩小进入眼内的光线变少，患者会感到光线越强，视力越差。

（3）对比敏感度下降，情绪压抑。在白内障发展的过程中，晶状体混浊日益加重，让患者感觉每天都生活在一个阴沉昏暗的空间里，情绪压抑。

（4）诱发青光眼。白内障发展到后期因晶状体不断地膨胀，可能会诱发青光眼。所以，定期检查，掌握自身白内障的进展情况。适时进行手术治疗是非常重要的。

（5）面临致盲风险。如果不及时进行干预治疗，等到白内障发展到晚期，仅有手动或者光感视力的程度时，再去做手术，因为术中会发生较严重的并发症，从而影响术后应力。

10. 白内障怎样治疗？

答：白内障是目前世界上主要的致盲性眼病之一，但幸运的是白内障是一种可治疗性眼病。一般只有手术才能治疗白内障。近 30 年来白内障手术取得了重大的进展。目前多采用白内障摘除术同时术中在眼内植入人工晶状体，可以使患者术后的视力得到提升。

11. 白内障能治愈吗？

答：能！白内障可以通过手术治疗而治愈。

12. 白内障能不能用药物治疗？

答：目前有很多药物，比如眼药水、口服药、中药制剂等，虽说不能完全否定其药物作用，但是就目前临床效果来讲，药物是不能治愈白内障的。因此，不建议白内障患者长期使用药物治疗白内障，因为这些药物的药理机制并不十分明确，效果也不尽可靠。总体来说，手术是目前治疗白内障唯一有效的方法。通过手术将混浊的晶状体摘除，然后植入人工晶状体。目前白内障手术很成熟，危险性很小。

13. 白内障会造成失明么？

答：白内障可以导致眼睛失明，而且失明概率较高，但白内障复明手术成功率较高，治疗效果较好。当患者白内障影响视力时，应根据相应检查情况，考虑进行白内障手术治疗，摘除白内障后，植入人工晶状体，视力可以得到较好恢复。

14. 老年人看不清东西，是不是就是白内障？

答： 不一定。白内障是老年人常见的一种眼病，一般多发生于 60 岁以上的老年患者，白内障主要的症状就是视力逐渐下降，有的患者还有近视度数加深、视物变色等症状。另外，如果有糖尿病，血糖控制又不理想，可能会患上糖尿病视网膜病变，也会使患者视力下降。此外，随着年龄增长，人眼的黄斑区也可能会不同程度的受损，如果患有黄斑病变，那么视力也会大幅度下降。如果出现视力减退，建议及时到医院就诊。

15. 目前，治疗白内障的手术方法有哪些？

答： 目前比较主流的白内障手术包括以下三种：白内障超声乳化吸出联合人工晶体植入手术，飞秒激光辅助白内障超声乳化手术，小切口白内障囊外摘除术。其中，白内障超声乳化技术是目前最先进的技术，已经在我国逐年普及，而且我们国家目前白内障手术的技术水平是与国际同步的。

16. 白内障手术效果怎么样？

答： 白内障手术是将混浊的晶状体摘除，然后植入一个人工晶状体，改善患者的视力。对于婴幼儿，可以通过白内障手术改善斜弱视。

17. 得了白内障，什么时候才能做手术？

答：目前有一些人还存在一定的认知误区，即得了白内障，一定要“长熟了”才能手术。在上世纪六七十年代，因为手术方式的局限性，用的方法是白内障囊内手术，一定要求白内障“长熟了”才能手术。但是随着科技不断的发展，白内障手术早已从白内障囊内手术发展到了超声乳化手术时代，而且白内障手术切口也越来越小，一般在视力降到 0.5 以下就应该考虑手术了，对一些对视觉质量要求比较高的人群，即便视力可以达到 1.0，但人眼看到的图片不如原来鲜亮，也就是我们常说的视觉质量下降，也可以考虑手术。

18. 应该怎样选择白内障手术方式呢？

答：一般来讲，大部分白内障患者在病情允许的情况下多采用白内障超声乳化手术联合人工晶体植入这样的方式。

19. 白内障超声乳化手术的原理是什么？

答：以前的白内障手术是切开一个比较大的切口，把白内障取出来，然后再植入一枚人工晶状体，再将切口缝合。现在的超声乳化技术是采用小切口（切口＜ 3mm），超声乳化微创粉碎混浊的晶状体，植入人工晶体，无需缝合切口。

20. 白内障超声乳化手术的优点是什么？

答：（1）损伤小；

（2）病人术后恢复快，当天即可出院；

（3）减少手术造成的影响，比如散光。

21. 白内障手术前都需要做哪些检查？

答：白内障手术前要常规检查角膜光滑度、晶状体混浊程度、晶状体是否有脱位、眼底是否有病变。同时如果患者有心脏病、糖尿病、高血压等内科疾病，要提前到相关科室会诊，将血压、血糖等指标调控的比较稳定，达到一定标准可以接受手术治疗。

22. 得了青光眼，能做白内障手术吗？

答：有些青光眼也是一种老年性疾病，它同时会伴有白内障的发生。大部分青光眼患者通过药物或者青光眼手术能将眼压控制的比较理想，眼底情况相对比较理想，那么，这种情况下就可以做白内障手术。另外还有一些老年患者，既有青光眼，又有白内障，可以通过白内障手术治疗白内障的同时也可以解决青光眼的问题。

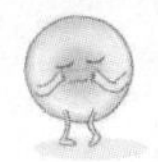

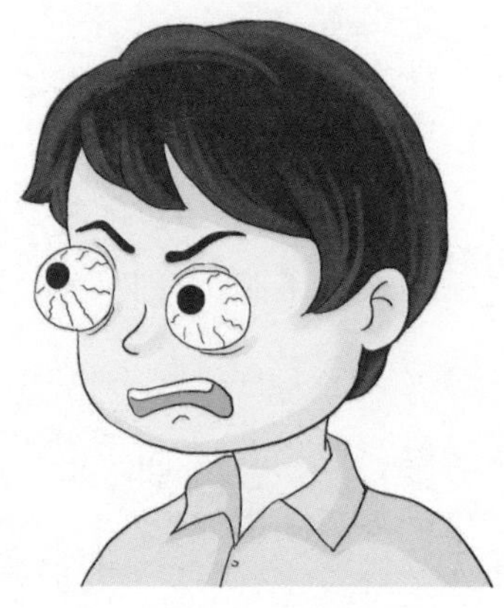

23. 白内障手术后需要注意什么？

答： 白内障手术后，患者应该按照医嘱按时用药，注意充分休息，适当用眼，不要过于劳累。另外，避免眼部受伤，虽然超声乳化手术的切口很小，但是愈合需要一定的时间，睡觉时不要压迫切口，生活中注意不要做大幅度的运动。饮食上也要注意，禁忌辛辣刺激性食物、烟酒等。

24. 白内障手术后多久要去医院复查？

答： 一般术后一周需要密切观察，有任何问题需要及时就诊。如果一周后无任何不适，可以遵照医嘱用药；一个月左右到医院进行第二次复诊即可。一般三个月左右可以配戴眼镜。

25. 白内障手术是否可以做激烈运动?

答：最好不要做激烈运动，可以散步，晒太阳，打打太极拳。一般术后三个月左右术眼恢复得差不多了，可以适当做一些运动。

26. 白内障手术后多久可以游泳?

答：术后一个月左右可以去游泳。但是也要小心，最好不要去海里游泳。游泳的过程中注意不要碰到术眼。

27. 白内障手术后，后发性白内障是怎么回事? 遇到这种情况怎么办?

答：白内障手术是摘除混浊的晶体，但是需要保留包住晶体的囊膜，我们叫囊袋，如果没有这个囊袋，那么人工晶体就没有办法植入。但是囊袋后部（我们称作后囊），随着时间的推移会逐渐增厚，囊袋周边的晶状体细胞也会随之增殖，这样就发生了后发性白内障。后发性白内障发生的时间不固定，一般多在术后两年左右发生，年龄越小，发生后发性白内障的概率越高。出现这种情况不要着急，及时到医院就诊，通过激光治疗即可。

28. 白内障与青光眼是一种病么?

答: 青光眼和白内障都是老年常见病和多发病，但这两种病有本质的不同。白内障可以通过手术进行复明，而青光眼即使手术也不能复明。

青光眼常见的症状是视力下降、眼睛胀、头疼，严重的可以出现恶心呕吐，发病比较急。白内障没有眼睛胀、疼，主要是以视力逐渐下降、视物模糊为主，它只有发展到成熟期和膨胀期的时候，才有可能出现继发性青光眼。两种病的治疗方法也不同，白内障到失明的时候做白内障手术将晶体拿出来放人工晶体就可以复明。

青光眼发展到严重的程度，手术只能解决眼压的问题，只能控制病情不再发展但并不能复明。一旦患有青光眼影响了视神经、眼底视神经萎缩，即使做了手术它也不可逆。

这两种病症虽然都是致盲性的眼病，都是老年人常见病，但是一个是可逆的（通过手术），一个是不可逆的。

29. 医生告诉我得了白内障，术前要常规检查眼底，为什么?

答: 术前常规检查眼底，是为了预测术后视力的恢复情况。我们把眼睛比作一个照相机，晶状体相当于照相机的镜头，眼底相当于照相机的底片。当患有白内障时，相当于照相机的镜头出现了问题，我们需要为照相机换一个镜头（超声乳化白内障手术摘除白内障，然后植入一个晶体），但是换了镜头（白内障超声乳化手术后），照相机是否还能像从前一样拍照，就取决于底片（也就是我们说的眼底）。所以白内障术前必须常规检查眼底。

30. 白内障患者术后能坐飞机等交通工具吗?

答：可以。一般医生建议白内障手术后三个月左右可以乘坐火车、飞机等交通工具。

31. 年轻人也会患白内障吗？如何发现？

答：年轻人可能会得白内障。白内障是由于晶状体混浊所导致的视觉障碍性疾病，最常见的类型是老年性白内障。但是，如果年轻人的晶状体因为各种原因而变混浊，也会导致白内障的发生。例如：

（1）如果眼部受到了外伤，可能导致晶状体变混浊，从而引发外伤性白内障。

（2）如果患有糖尿病，且没有很好的控制血糖，可能导致晶状体代谢紊乱，并进一步导致晶状体变混浊，从而引发代谢性白内障。

（3）如果长期从事接触放射线的工作，比如玻璃厂的工人，当其眼部过度吸收了高温玻璃所产生的短波红外线后，

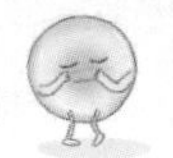

可能导致晶状体变混浊，从而引发放射性白内障。

（4）如果长期应用或接触对晶状体有毒性的药物或化学药品，如糖皮质激素、氯丙嗪、缩瞳剂、三硝基甲苯等，都可能导致晶状体变混浊，从而引发药物性白内障或中毒性白内障。

因此，一旦年轻人出现视力下降等症状，应该及时到医院的眼科就诊，医生会通过相关检查明确病因，并根据具体情况，进行针对性的治疗。

32. 白内障和青光眼有关系吗？

答：有。如果白内障发展到一定程度，例如膨胀期，晶体溶解等，可能会引起继发性青光眼；如果患者之前患有青光眼，那么可能会加速白内障的发展，引起并发性白内障的可能。

33. 糖尿病和白内障有关系吗?

答：有。糖尿病白内障主要是患者患有糖尿病，糖尿病造成机体代谢紊乱，晶体代谢发生变化，造成了晶体混浊。一般糖尿病白内障多见于 1 型糖尿病。老年人白内障同时伴有糖尿病，不叫糖尿病白内障，还是老年性白内障。虽然糖尿病白内障可以通过手术进行治疗，但是这种白内障同时有糖尿病的特殊性，因此并不是做完白内障手术就大功告成的，还要观察患者的后期情况，特别是要关注眼底的情况。

34. 高度近视和白内障有关系吗?

答: 有。高度近视的患者通常比正常人群更早发生白内障，因为高度近视眼球拉长，拉长以后晶状体的营养会在早期受到影响，所以发生白内障的年龄段通常比正常人要早。高度近视眼球比较大，晶状体比较大，高度近视看东西时通常晶体经常处于一种调节过度的状态，所以营养容易有障碍。高度近视做激光手术、后巩膜加固手术，这些手术本身也可以加速白内障的发展。但高度近视患者患白内障并不可怕，做好防控，尽量减少或者延缓白内障的发展非常有必要。

35. 患有糖尿病视网膜病变的患者得了白内障应该怎么办?

答：（1）控制原发病：糖尿病视网膜病变患者同时合并白内障以后，建议到医院接受系统全面的检查，根据具体的诊断结果，积极地控制原发病。在临床上，可以在内科医师的指导下，服用一些降糖药物或者用胰岛素来进行治疗，这样可以从源头上降低该病发生的机会。

（2）药物治疗：糖尿病视网膜病变如果伴有白内障的有关症状，也可以选择使用一些扩张血管的药物以及改善视网膜微循环的药物进行治疗。

（3）手术治疗：在患病期间，糖尿病视网膜病变合并白内障的患者如果发生黄斑水肿、眼底出血等并发症，在符合手术指征的前提下，还应该到医院进行外科手术治疗。手术治疗可以有效地避免增殖性视网膜病变以及玻璃体积血、孔源性视网膜脱离和牵引性视网膜脱离等并发症的发生。

在临床上，糖尿病视网膜病变合并白内障发生以后，建议大家应该根据自己的发病历史以及病情的严重程度来进行治疗。在治疗过程中，既可以采取药物的方法来进行保守治疗，也可以采取外科手术的方法进行替代治疗，这些方法都可以有效地改善糖尿病视网膜病变合并白内障的诸多症状。

36. 既有黄斑病变，又有白内障应该怎么办？

答：如果患者眼睛出现黄斑变性和白内障，治疗方法是不一样的。通常如果患者出现白内障，最主要的治疗方法就是手术治疗，一般采取的是白内障超声乳化吸除联合人工晶状体植入术，术后视力就能够恢复到正常的状态。一旦患者出现黄斑变性，首先要明确黄斑变性的类型，如果是湿性黄斑变性，可以考虑进行玻璃体腔注药来治疗；如果是干性黄斑变性，在临床上目前来说没有有效的治疗方法，严密观察患者的病情变化。所以说如果患者出现黄斑变性，白内障采取的治疗方法要视患者的病情来决定。

37. 白内障术中植入的人工晶体分为哪些?

答: 白内障植入晶体主要分为两大类：软性可折叠晶体和硬性晶体。硬性晶体价格虽然便宜，能够让患者清晰视物，但是手术切口大，不易恢复，功能单一，几乎被软性可折叠晶体所代替，目前临床基本不再使用。软性可折叠晶体包括球面折叠型人工晶体、非球面折叠型人工晶体、非球面折叠型蓝光滤过人工晶体、Toric 矫正散光人工晶体、三焦点和多焦点人工晶体、经肝素处理表面人工晶体 6 种晶体类型。

（1）球面折叠型人工晶体：优点是价格低，缺点是患者夜间出现眩光症状，看远处清晰，近处模糊，需术后佩戴老视眼镜。

（2）非球面折叠型人工晶体：可以改善夜间眩光，不具备调节能力。看近处需要佩戴老视眼镜。

（3）非球面折叠型蓝光滤过人工晶体：除非球面折叠型人工晶体的功能外，加入能够选择性滤过蓝光的功能，对眼底具有一定的保护作用。

（4）Toric 矫正散光人工晶体：属于散光矫正型人工晶体，除非球面折叠型人工晶体的基本功能外，能够矫正患者术前角膜散光。

（5）三焦点和多焦点人工晶体：是老花眼人群首选人工晶体。在晶体植入后，患者看远、看中、看近视力都可以增加，

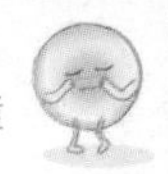

夜间视力和中间视力稳定。但是有眼部疾病患者不可使用此类人工晶体。

（6）经肝素处理表面人工晶体：患有特定眼科疾病需要选用此类晶体，在植入后对眼球刺激性较小，可减少炎症的发生。

38. 目前白内障手术后可以通过植入人工晶体矫正老花眼，这样的晶体与普通的晶体有什么区别？

答：目前临床上常用的能够矫正术后老视（花眼）的晶体为三焦点或多焦点人工晶体和区域折射型人工晶体。这两种晶体是老花眼人群首选人工晶体，具有一定的调节能力，犹如照相机的镜头，在晶体植入后，患者看远、看中、看近视力都可以增加，夜间视力和中间视力稳定。而普通的晶体就是单焦点的人工晶体，这类晶体植入以后可以保证远处视力清晰，但是近视力不清，需要术后佩戴花镜辅助近视力。

39. 有眼底病的患者是否适合这样的三焦点或者多焦点的人工晶体？

答：不适合。这类能够矫正白内障术后老视的人工晶体不能应用于有眼部疾病的患者，比如糖尿病视网膜病变、青光眼、视网膜脱离等。

40. 若患有散光，治疗白内障的同时是否能够矫正散光？

答：可以。通过术前散光的相关检查（角膜曲率，角膜地形图等）测算出角膜的散光度数以及方向，然后经过计算后植入 Toric 散光人工晶体以矫正散光，使得患者获得清晰的视觉质量。

41. 白内障手术中植入散光晶体，术后需要注意什么？

答：术后不要做剧烈运动，保持大便通畅，不要剧烈咳嗽，以免植入的人工晶体偏位。如果散光晶体偏位，患者会感觉视物模糊、眩晕，还需要重新调整人工晶体的位置。

42. 三焦点或者多焦点人工晶体适合哪些人群呢？

答：（1）第一类：白内障人群。白内障患者做手术需要植入人工晶体，而传统的人工晶体是单焦点的，只能看远，不能看近。白内障人群植入蔡司三焦点人工晶体，术后眩光减少，拥有优质的远、中、近视视力和夜间视力。想要拥有高质量视力者，蔡司三焦点是个不错的选择。

（2）第二类：老花眼人群。老花眼的人群想要摆脱眼镜的束缚，可以选择三焦点人工晶体或者多焦点人工晶体。植入人工晶体后，老花眼患者不用戴眼镜即可拥有优质的视力，看书、看报纸、玩电脑，样样轻松。

（3）第三类：中老年近视人群。年轻时近视，上了年纪又遭遇白内障、老花眼的问题，近视的中老年人群无论看近或看远，需要佩戴不只一副眼镜，但植入三焦点人工晶体后，无需戴镜便可同时兼具远、中、近三种距离的视力需求。

43. 白内障手术时，双眼能够同时接受手术么？

答：如果患者双眼同时患有白内障，原则上是不可以一起做的。因为如果两个眼同时做白内障手术，一旦其中一只眼睛出现术后并发症，例如眼内炎，很容易引起另一只眼睛的炎症反应。两个眼睛如果分开做白内障手术，则可以大大地降低手术的风险。白内障手术是内眼手术，要求较高，要在保证安全的前提下进行手术。

44. 白内障手术时，双眼植入的人工晶体必须一致么？

答：如果一只眼植入了三焦点或者可调节人工晶体，那么另一只眼最好选择同一款人工晶体；如果一只眼植入的是单焦点的人工晶体，那么另一只眼根据患者的需求选择单焦点或者是可调节型的人工晶体都可以。植入何种人工晶体，术前需要考虑到患者的用眼需求以及术前精准的人工晶体测算。

45. 人工晶体是越贵越好么？

答：人工晶体并不一定是越贵越好。目前医院提供的人工晶体价格从几百元到几万元都有，相差悬殊。价格高的晶体具有较特殊的功能，如非球面晶体可提高球面像差，使病人看得更清亮；多焦点晶体能提供远、中、近的全程视力；散光人工晶体可以纠正术前散光，为患者提供清晰的视觉质量；肝素处理的晶体可以减少炎症的发生等。这些特殊功能不一定适合所有的病人。同时，这些特殊功能的实现，又对病人的眼底、视觉通路等有一定的要求，也不是所有的病人都能够使用的。所以选择晶体不能光看价格。

46. 飞秒辅助超声乳化白内障手术有哪些优点？

答：飞秒激光白内障手术的主要优点是创伤小，手术效果好，安全系数高；缺点是价格相对较高。飞秒激光白内障手术是一种比较先进的治疗白内障的手术方式，是在传统白内障手术的基础上，使用飞秒激光完成传统手术中撕囊和碎核两个手术步骤，使手术进程加快，降低手术中出现并发症的风险，安全性更高。但是由于手术中使用的仪器价格比较贵，与传统白内障手术相比，所需的费用更高，并不是所有白内障的患者都适合进行飞秒激光手术。

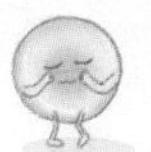

47. 得了白内障会失明吗？

答： 临床上的视力检查步骤为自 5m 处行视力表检查，若 5m 处最大视标无法识别，嘱患者逐步向视力表走近，直至完成指数、手动、光感检查，若无光感则称为临床上的失明。单纯的白内障疾病一般情况不会导致患者彻底的失明，并且白内障导致的视力下降是渐进的过程，不会是突然发生。即便是严重的单纯性白内障亦可以感受到光感，若发生突然的失明等情况应及时就医，可能白内障背后还存在其他眼底疾病。

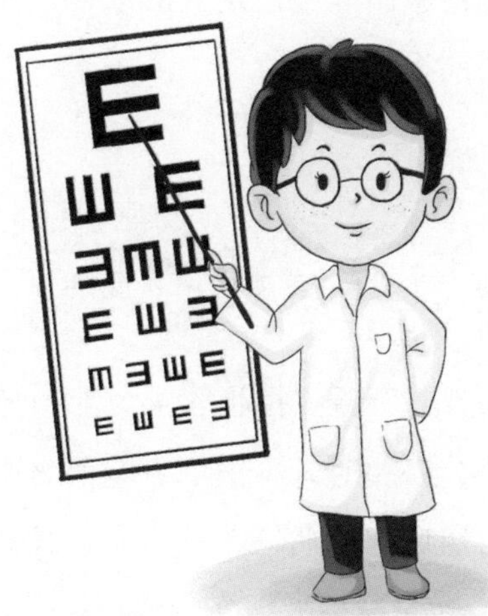

48. 怎样预防老年白内障？白内障是否需要"成熟"才可以手术？白内障手术一般得多长时间？

答： 老年性白内障又称年龄相关性白内障，它是晶状体退化的表现，类似于头发变白的过程，是正常的生理现象。每个人发生的时间早晚略有差异，无需特殊预防。目前市面上预防和治疗白内障的药物只可能在一定程度上起到延缓的作用，现阶段白内障的最有效治疗手段即为手术，且白内障手术技术可以满足若个体认为视觉质量受到影响即可进行手术，即便是 0.8 的视力，若自觉视物不清，也可进行手术治疗。手术过程只需 5 ～ 10 分钟即可完成。目前的诊疗手段无需也不提倡“成熟”后再手术。“成熟”的白内障手术只会增加手术难度和手术后恢复的时间，甚至会导致发生更多更严重的并发症。尤其患有糖尿病等慢性疾病的人群，亦提倡在平日控制好各项指标的前提下早期行白内障手术，以便充分完成眼底等相关检查及治疗。

49. 做完白内障手术应该注意什么？术后还会复发吗？

答：白内障术后遵医嘱点抗生素类、非甾体类和类固醇类滴眼液预防感染，必要时人工泪液点眼改善眼干等眼表不适。术后 1 个月内切口愈合期应注意不要饮食辛辣刺激的食物，注意不要饮酒，适量减少吸烟等，还需注意防止外力撞击，不要有揉眼睛等动作，以免发生感染和人工晶体脱位等情况。通常情况下白内障术后是不会复发的，部分人群认为的白内障复发即为发生后发性白内障，后发性白内障指白内障术后部分晶状体细胞增殖形成的晶状体后囊膜混浊。相对年轻患者发生的概率较高，儿童期白内障术后几乎均会发生，当后

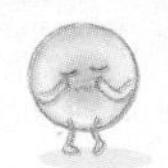

发性白内障影响视力时只需要门诊激光治疗，过程需要 10 分钟左右，费用只需三四百元左右。故若白内障术后几个月内发生视力下降，需及时到医院就诊，有发生后发性白内障的可能。

50. 老年人看近处东西特别模糊是怎么回事？要怎么处理？

答： 人到老年后眼睛晶状体逐渐硬化、弹性减弱，睫状肌功能减低从而引起眼睛的调节能力下降，看近的东西时光线无法聚焦到视网膜上，俗称“老花眼”，即为医学上的老视。随着年龄增长，现象会逐渐加重，睫状肌长期为了调节而过度调节会引起眼胀、流泪、头痛等视疲劳症状。故如果发生这种情况可验配花镜加以矫正，并且建议到正规视光门诊验配花镜，市面上一些随机购买的花镜由于度数不精准可能导致戴镜后头晕等不适情况。

51. 老年人看不清楚就是白内障吗？

答： 平时大多数人认为人老了看不清东西就是得了白内障，其实临床上老年人看不清东西的原因有很多，其中白内障是常见的原因之一。人的眼睛类似于一个照相机，无论镜头还是底片出问题均影响捕捉图像。眼睛的角膜、眼底等各个屈光系统出现问题均可影响视力，正如前文所述，白内障

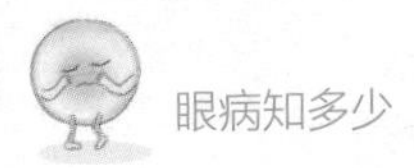

导致的看不清楚是渐进的过程，出现看东西不清楚应该及时就医，以免延误病情。

52. 白内障如何选择晶体，是越贵越好吗？人工晶状体能用多久？需要定期更换吗？国产与进口有什么区别？多焦点，单焦点，三焦点怎么选？

答：白内障手术即为人工晶体置换手术，晶体置换后如若不发生其他眼病，如眼外伤、晶体脱位等，即可终身使用，无需定期更换。白内障手术晶体的选择是很多患者手术前的最大顾虑，随着科技的进步，晶状体的种类有很多，目前单焦点晶体使用范围较广，常规单焦点晶体可满足远视力提高的要求，不同厂家生产的晶体价格和材料有所不同，如同买衣服品牌差异，但提高视力的功能都具备。单焦点晶体的不足之处是没有调节能力，即类似于植入一枚“老花镜”或“近视镜”，只可选择看远或者看近的单程视力，对于平日无特殊工作、读书等需求的老年人可以使用。近些年随着手术技术的进步、人工晶体材料工艺的发展以及人们对生活质量需求的提高，很多患者不满足于“看的见”，在此基础上希望术后能达到更好的屈光状态和更高的主观视觉质量，最新的多焦点及三焦点等晶体可满足上述需要，但这类晶体对视网膜的要求较高，在排除所有视网膜疾病后才能考虑选择使用，临床上多用于相对年轻，术后仍需工作、驾车等精细工作的患者。不足之处是多焦点晶体在视网膜上产生离焦影像会使对比敏感度降低，出现光晕、眩光等不适症状，且多个焦点对合需要一个适应的过程，并且此类晶状体价位稍高。国产和进口晶体的区别在于材料和工艺的不同。

53. 白内障手术后视力一定好吗?

答: 不一定。白内障术后视力的好坏主要取决于视网膜(眼底)的情况，人的眼睛类似于一个照相机，白内障手术相当于置换相机镜头，但是成像的好坏取决于底片的质量，即我们常说的视网膜，若视网膜正常，白内障术后通常视力可恢复。

54. 老年人眼前像有“白塑料布”蒙着或者像蒙了一层雾看不清东西，什么原因?

答: 老年人通常会有眼前雾蒙蒙的模糊不清的感觉，还会说眼前有 “白塑料布”样的东西看不清楚。发生上述情况不要单纯地认为是得了白内障。出现视物模糊，首先要考虑发生的时间及看不清的程度，是偶尔发生可恢复，突然发生不可恢复，还是逐渐地出现视物不清。老年人出现白内障、翼状胬肉等慢性疾病导致的视物模糊通常为渐进的，不会突然发生，也不会马上什么都看不见，也无需急诊治疗，自觉症状加重去眼科门诊就诊即可；若反复发生视物不清后短时间即恢复的情况，要考虑青光眼小发作或血管痉挛等情况，此类情况需及时到眼科门急诊就诊；若突然视力下降乃至视物不见且短时间内未恢复，考虑青光眼急性发作或视网膜动脉栓塞等疾病，需立即眼科急诊就诊。故一旦出现视物异常，自己难以判断的情况，应及时就医以免延误其他病情。

55. 白内障术后为什么看远处清楚，近处还得需要戴花镜呢？

答：目前应用较为广泛的单焦点人工晶体如同老年人的眼睛一样没有调节能力，只能满足看远或者看近的单程视力，故若满足了常规的看远，看近时就需佩戴花镜，对于多年近视且有佩戴近视眼镜习惯的患者，可考虑满足近视力，看远仍需佩戴近视镜。通常白内障术后 3 个月是视力稳定期，此时可考虑验光配镜满足日常生活。

56. 透析的患者可以做白内障手术吗？心衰，心脏支架术后多久可以做白内障手术？

答：白内障手术时间相对较短，对患者的配合度要求不是很高，但是最大的风险是感染。故对于正在进行透析、患有心衰等慢性病的病人，待全身状态平稳，各项指标达到手术要求即可行白内障手术治疗。如透析患者可选择在透析次日安排白内障手术。心脏支架术后需口服阿司匹林或波立维等活血类药物，这种情况需要在心脏条件允许的情况下停用两周药物后再行白内障手术治疗。

57. 糖尿病可以做白内障吗?

答：糖尿病患者在血糖平稳的情况下可行白内障手术治疗，且临床上由于糖尿病患者有患糖尿病性视网膜病变的风险，需定期检查眼底，故应在可看清眼底的情况下尽早行白内障手术，若白内障严重，有延误眼底疾病的风险。目前临床上要求糖尿病患者白内障手术的指标是空腹血糖低于8.3mmol/L， 餐后 2 小时血糖低于 11.0mmol/L，术后亦要求患者控制血糖，以利于手术切口愈合，降低感染风险。

58. 妈妈有白内障子女会遗传吗?

答：白内障疾病分为先天性和后天性。先天性白内障指出生后即存在的先天遗传或发育障碍导致的白内障，可家族性发病，也可散发，遗传因素多为基因突变，也可由于环境因素甚至原因不明。若妈妈是先天性白内障患者，子女患先天性白内障的风险将会增加。后天性白内障的发生是由于自由基的氧化损伤导致的，随着年龄增长，长时间的紫外线照射，代谢性疾病，长期服用糖皮质激素药物等原因均可导致，并非遗传性疾病。

第六篇
青光眼

1. 什么是青光眼？

答：之所以称之为“青光眼”，是因为在急性发作时，患者的眼球会因为眼压升高而呈现出青灰色。正常人的眼压一般在 10 ～ 21mmHg, 当眼内压升高超过眼球所能承受的最高水平时，可能会对眼底视神经造成损害，导致视野缺损等视功能损伤。青光眼就是一种以视乳头萎缩及凹陷、视野缺损及视力下降为共同特征的疾病。如果不及时治疗，视野可能会完全丧失，甚至导致失明；相反，如果及时治疗，眼压得到控制，多数青光眼患者视神经损害的发展就会减慢。

2. 什么是眼压?

答：眼球像气球一样，为维持其外形及功能，需要一定的压力称之为眼压，常人的眼压为 10 ～ 21mmHg，增高愈久视损伤愈严重，不治将会不可逆失明。

3. 正常眼压是多少?

答：正常眼压一般是 10 ～ 21 mmHg。双眼眼压差异不应大于 5mmHg，24 小时内眼压波动范围不大于 8mmHg。如眼压经常或间歇大于 24mmHg，24 小时内眼压差大于 8mmHg，两眼眼压差大于 5mmHg，均视为眼压不正常。

4. 什么是 24 小时眼压?

由于眼压像血压一样，每时每刻是波动的，因此一次眼压的正常并不能说明问题，研究者发现有半数的青光眼患者高眼压出现在半夜 1 点到早上 7 点之间，所以进行 24 小时眼压的测量对于青光眼的诊断和治疗都很有意义。根据眼压的最高值和波动值，医生可以决定是手术治疗，还是药物治疗，并选择最佳时机。

5. 眼压为什么会升高?

答：正常人眼内充满房水，它是循环流动的，眼压增高是因为房水循环的动态平衡受到了破坏，少数是因为房水过多，多数是房水流出时阻力增加导致流出障碍。

6. 导致眼压升高的体位有哪些?

答：（1）趴桌子：上班族午睡常用姿势，趴在桌子上，头枕着胳膊，往往会压住眼睛。实验证明，这个姿势会导致眼压升高，甚至诱发青光眼。

（2）倒立：健身圈里盛行倒立，但人倒立时，头部脑部血管重力加大，会增加眼压。

（3）喝水一口闷：口渴时，一次喝一大杯或者一瓶矿泉水，血容量增加，会导致眼压升高。

7. 青光眼的病因是什么？

答：引起青光眼的确切病因尚不清楚。一般认为由于某些因素使眼内液（房水）产生过多，或从眼内排出的正常通道闭塞或受阻，以致房水在眼内积聚引起高眼压，使视神经纤维及其供血的血管受损，造成视神经损伤，视野缺损，影响视力，严重者还会致盲。

8. 青光眼分哪几种类型?

答：青光眼主要分为三种类型：原发性青光眼、继发性青光眼和先天性青光眼。其中，原发性青光眼最为常见，又可以分为闭角型和开角型两种。闭角型青光眼在我国较为多见，

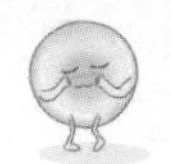

常常导致视力下降、眼痛、头痛、恶心等症状，需要及早治疗。开角型青光眼则较为隐匿，多数患者无明显症状，但如果不及时诊治，最终会导致视力丧失。

开角型青光眼是由于在胎儿发育过程中，眼前房角发育异常，导致房水排出受阻，引起眼压升高。这种类型在 30 岁以下的青光眼患者中较为常见。

继发性青光眼则是由其他眼部疾病引起的，如虹膜睫状体炎、白内障等。这些疾病如果得不到及时、彻底的治疗，就可能引起瞳孔闭锁或瞳孔膜闭，导致房水无法正常排出，从而引起眼压升高。

先天性青光眼则是在胎儿发育过程中形成的，原因可能与遗传等因素有关。这种类型的青光眼需要在出生后及早发现并治疗，否则会对视力造成永久性的损害。

9. 哪些人容易得青光眼？

答：根据流行病学调查资料得知：从儿童到老人，所有年龄人都可能发生青光眼。年龄超过 35 岁以上，高度远视者，高度近视者，特别是那些长期每天面对电脑荧光屏 9 个小时或以上的人，患糖尿病者，患阻塞性睡眠呼吸暂停综合征者，吸烟和高血压者，以及有青光眼家族史的人得青光眼的机会比正常人会多一些。

10. 青光眼是双眼性眼病？

答：是。原发性青光眼是双眼性眼病，但双眼发病可有先后。因此，在一只眼得了青光眼后不可忽视另一只眼的眼压、视野变化，应定期检查，必要时可进行预防性治疗，如针对闭角型青光眼，可使用降眼压的眼药水或做预防性激光治疗，这些都应在专业医师的指导下进行。

11. 得了青光眼有哪些不适？

答：开角型青光眼和慢性闭角型青光眼早期可以没有症状和不适，患者往往没意识到自己已经患了青光眼，仅在体检时或无意中发现患眼已失明。也有的会出现眼红（特别是黑眼球周围较明显）、眼睛发涩、异物感、眼眶酸胀、鼻根部发酸、眼胀、偏头痛，晚间看白炽灯泡有红绿光圈，视物模糊，经过休息，症状可以消失。有以上症状者，应及时就医。

急性闭角型青光眼病情发展急剧，可造成视力严重受损，出现眼睑肿胀，眼球胀痛，压痛明显，角膜水肿混浊，瞳孔散大，并伴有头痛、恶心、呕吐等症状，如不及时治疗，则造成永久失明。

12. 得了青光眼，眼睛一定会疼吗?

答：除一部分青光眼患者眼胀痛以外，大部分患者没有任何症状，因为青光眼在早期对中心视力的影响并不是很大，青光眼在早期主要是影响患者的视野。

也有一类青光眼，急性发作时表现为眼痛，头痛，恶心，呕吐，容易被误诊为脑血管病变，对视力危害明显。如果得不到及时处理，通常在数天内严重视力下降，甚至致盲。

13. 青光眼发病率及致盲率是多少?

答：青光眼是导致人类失明的三大致盲眼病之一，也是全球排名首位不可逆性致盲眼病。截止 2020 年我国有 2100 万青光眼患者，致盲人数约为 567 万，40 岁以上人群青光眼患病率为 2.6%，致盲率约 30%。

14. 年轻人会得青光眼吗?

答：近些年来，青光眼的发生表现为明显的年轻化趋势，可能与青光眼早期发现有关，也可能与近视眼的高发有关，所以青光眼的排查在年轻人群中也显得非常重要。但是，到目前为止，年轻人的青光眼通常是在偶然的眼科检查中被发现的。因此，年轻患者的青光眼筛查也有待加强，尤其是家里有长辈是青光眼患者的。

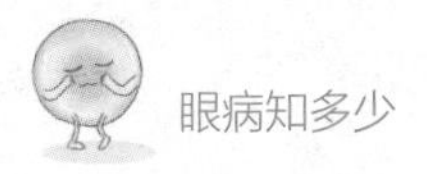

15. 白内障为何会引发青光眼?

答：白内障到了一定程度就容易诱发青光眼，特别是闭角型青光眼。这是因为随着白内障的进展，患者的晶状体会逐渐增厚，加上亚洲人眼球前段结构比较拥挤，会使房角逐渐变窄甚至关闭，房水的流通受阻，眼内房水积聚造成眼压升高，就会引起青光眼。就像河流中泥沙不断增多，河道会逐渐变窄水流受阻一样，此时一旦水流量增加就会引起决堤，也就是会暴发青光眼急性发作。

16. 近视眼与青光眼有什么关系?

答：度数不高的近视患者罹患青光眼的概率为无近视患者的 1.6 ～ 3.3 倍，高度近视患者是正常视力人群的 7.6 倍。由于现在成年人群中近视的发生率已经高达 80% ～ 90%，那么可疑青光眼的患者，如果同时有近视眼，需要定期复诊，必要时及时用药。

17. 青光眼会引发白内障吗?

答：青光眼的患者特别是做过青光眼手术的患者，白内障的发生概率和进展速度都比正常人要高。这是因为房水能够帮助晶体的新陈代谢，维持它的透明性，是晶体重要的营

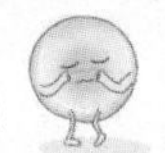

养来源，而青光眼的患者房水流出通道受阻之后，水流不畅，影响房水的营养成分，影响晶体的透明性。

18. 白内障和青光眼损伤部位有什么区别？

答：白内障晶状体混浊造成视物模糊、视力下降，病变位于晶状体。青光眼是病理性眼压增高、特征性视神经与视野损害的疾病的统称，其损伤在眼底。

19. 糖尿病和青光眼有关么？新生血管性青光眼是怎么回事？

答：长期血糖升高会损伤血管，因此只要是有血管存在的组织，长时间控制不好血糖，就会产生并发症。

当糖尿病患者血糖水平控制不佳时，就会损伤视网膜中的血管，造成视网膜供血供氧不足，其中的血管组织就会产生诱导新生血管的细胞因子，称之为血管内皮生长因子。

血管内皮生长因子在眼内会诱导视网膜和虹膜产生新生血管，当虹膜新生血管延伸到了房角的地方，就会堵塞眼内房水的流出通道，导致眼压升高，造成青光眼。由于这种青光眼是新生血管堵塞房角造成的，因此称之为新生血管性青光眼。解决视网膜的缺血缺氧，是治疗此类青光眼的关键。

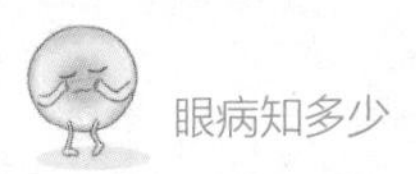

20. 青光眼诱因有哪些？熬夜追剧和晚上看电子产品不开灯会导致青光眼吗？

答：长时间的近距离和暗室下用眼，人的瞳孔会扩大、晶状体也会变凸（以适应暗环境和近焦点调节），这时如果自身的眼球具有闭角型青光眼的结构特点，就可能诱发急性闭角型青光眼的发作，因此提问的说法不无道理。但是这都是以自身眼球特征为基础的，从这点来说，了解自己眼球的特点（远视还是近视、眼球过大还是过小、前房过深还是过浅等）就很必要了，这些自身情况都可以通过常规眼科检查而获知。

21. 有人说宝宝眼珠大有可能是青光眼……这个说法靠谱吗？婴幼儿青光眼的概率高吗？

答：宝宝眼珠大本身并不是坏事，关键家长要观察宝宝是否有怕光、流泪、黑眼球发白、发雾、不喜睁眼或者双眼大小不一等问题。如果存在以上问题，建议尽早到专科医院进行眼科检查。虽说婴幼儿青光眼的发病率仅为万分之一，可一旦发生，其后果将会影响孩子的一生和家庭的幸福。事实上，婴幼儿青光眼如果得到早期诊断和有效治疗，预后还是非常乐观的。

22. 高眼压就是青光眼吗？一般情况下，多久检测一次眼压为宜？如需在家自测眼压，要注意点什么？

答：不能这样简单将两者等同。高眼压是青光眼的首要危险因素，但是高眼压对于青光眼的诊断既不充分也不必要，也就是说高眼压不一定都会发展为青光眼，而青光眼病人不一定眼压都“高”。这里的“高”眼压是针对 95% 正常人群的眼压在 10 ～ 21mmHg 而言。一般情况下，对于确诊青光眼而眼压控制在安全范围的病人，医生建议每个月进行一次眼压测量，如果眼压控制不理想，根据不同的眼压状态和疾病类型，医生会相应缩短复诊时间，可 1 ～ 2 周，甚至每天来测量都有可能。对于某些可能眼压骤升而不能及时到医院检查或者手术后的病人，医生可能会教一些自我监测眼压的方法：比如手指触测、观察灯光发散效应、自我感觉是否胀痛等。但是值得注意的是，病人的主观感受常常受很多因素的影响，对于高危病人还是建议能在医院里随访比较安全。

23. 眼压正常就一定不得青光眼么？

答：其实这个说法是不准确的。有一种青光眼叫做“正常眼压性青光眼”，虽然眼压在正常范围内（小于 21mmHg），但是视神经却出现了青光眼性损害，相应的视野区域也出现了青光眼性缺损。这种青光眼并没有引起下行性的视神经病变，也就是眼球后的视神经病变。

每个人的眼压都是不同的，而且眼压的测量还会受到很多因素的影响，比如角膜厚度、曲率、弹性等。而且每个人的视神经对损害的易感性和受损阈值也是不同的。所以，即使你的眼压在别人看来是“正常”的，但是对于你来说却可能会造成损害，从而诊断为青光眼。

24. 正常眼压性青光眼患者，多久做一次复诊?

答：所有青光眼患者都需要定期复查，按青光眼诊治的临床指南要求，新诊断的青光眼患者每 4 个月复查一次，2 年需要 6 次复诊，这样可以对该患者的病程进行综合分析。2 年之后病情稳定的可以半年一次，之后如果长期稳定可以考虑 1 年一次，但不建议复查时间超过一年。

25. 视力好就不会得青光眼吗？

答：早期青光眼的损害可能仅仅表现为视野的缺损，有很大一部分慢性青光眼的患者在病情的晚期中心视力还可以达到 0.8 ～ 1.0，但是视野已经明显的缩小了，有的人甚至生活已经不能自理了。所以，不能因为觉着自己视力好就认为自己不会得青光眼。

26. 为什么要查眼底来筛查青光眼呢?

答：青光眼是不可逆的致盲性眼病，早期发现和治疗非常重要。而眼底照相，就是筛查青光眼最简便常用的方法。眼底照相上可以看到视杯和视盘结构，视杯和视盘的直径比值称为杯盘比。如果杯盘比超过正常值，就提示可能有青光眼，需要进一步排查。

27. 青少年也会患青光眼么？如何发现？

答：会的。如果3岁前的小孩子出现怕光、黑眼球比普通的同龄小孩大、眼睛给人水汪汪的感觉等情况，就要警惕是否患上青光眼，这时候应及时带孩子去医院做检查确诊，以免错过最佳治疗时机。

另外，青少年也容易患上青光眼。青少年青光眼一般多由于前房角发育异常、外伤和炎症等情况引起。因此，眼睛如有异常就要引起重视。如果孩子出现视力突然急速地下降就要及时去医院做检查！

28. 怎么样才能早发现是否得了青光眼呢?

答：既然青光眼对视力的危害这么明显，那么如何才能做到对青光眼的早期发现，早期治疗呢？由于大部分青光眼像小偷一样，偷偷地夺去我们的视力、视野，当我们发现的时候，已经是对视力造成严重损害了；即使在发达国家，青光眼的早期发现率仍不足一半，因此，青光眼的早发现、早治疗显得尤为重要。

医生通常会推荐40岁以上的人群，要在体检中加入眼压和眼底的筛查，对可能的青光眼患者进行早期筛查、早期诊断、早期治疗。

29. 青光眼早期都有哪些症状？真的不容易被察觉么？

答: 青光眼根据类型的不同，可以突然暴发让人寝食难安，也可以悄无声息，没有征兆地“偷”走人的视力，后者的危害是更大的！而且这一类青光眼多发于40岁以上的中老年人，早期的一些症状，比如眼球酸胀、视物模糊可能会被误认为老花眼或者白内障的加重而对它的危害重视不足，等到已经看不清东西影响到生活时才来就诊，往往医生也只能摇头叹息，来得太晚！不能恢复，最多也只能维持了。因此眼科医生建议，每年至少应进行一次全面的眼科检查，以早期发现疾病的端倪，最大程度地做好防治工作。

30. 得了青光眼影响工作吗？

答: 一般的工作都可以参加。除非患者视野缺损特别严重，才在工作选择上受到限制，应避免可能造成升高眼压的工作，例如航海、交通指挥、驾驶、野外考察。从机体健康的维护来看，人们都应避免过度劳累、熬夜、精神紧张等因素。

31. 可疑青光眼患者如何处理呢?

答：可疑青光眼患者有 50% 不需要特殊处理。但是一般需要半年到一年定期检查眼压（有时要查 24 小时眼压）、视野、视神经，并进行比对。若是眼压较高的可疑青光眼患者，则需要 3 个月进行一次眼底照相，有问题早发现，早治疗。

32. 如果得了青光眼如何正确对待？

答：青光眼并非不治之症，虽然可能致盲，但只要早期发现，合理治疗，绝大多数人可以终生保持有用的视力，所以应该以积极乐观的态度对待青光眼。

青光眼属于终生性眼病，青光眼的治疗必须持之以恒，作为患者应学会正确对待青光眼，适应与青光眼共存，定期到医院进行检查，接受有经验的专科医生的诊治。

33. 确诊青光眼要做哪些检查?

答：确诊青光眼需要做的检查主要包括：

（1）裂隙灯检查：检查时有一束裂隙状的强光源照射到眼睛，通过显微镜的放大作用可以观察到眼球的结构。据此，医生可以了解是否出现青光眼的改变。

（2）眼压检查：眼压增高是青光眼的重要危险因素，绝大多数青光眼患者也表现为眼压升高。

（3）眼底检查：青光眼主要损害的是视神经，视神经汇聚在眼底，因此需要做眼底检查，观察视神经损害的严重程度。

（4）视野检查：可以直接了解视神经的功能，判断视神经受损的程度。

（5）前房角检查：青光眼有开角型和闭角型之分，具体为何种类型是要通过房角检查来明确的，只有有了正确的分类才能给予相应的正确治疗。

34. 得了青光眼需要怎么处理?

答：目前为止，降低眼压是青光眼最重要的治疗方式。降低眼压的途径主要包括药物控制，激光治疗和手术治疗。另外，青光眼患者需要定期密切检测眼压，定期复查眼底，检测青光眼视神经损害是否得到良好控制。

35. 治疗青光眼的常用方法是什么?

答：青光眼是一种比较严重的眼病，如果不及时治疗，可能会导致失明。治疗青光眼的方法有很多种，包括药物、激光和手术等。

药物是治疗青光眼的基础手段之一。降低眼压的药物是

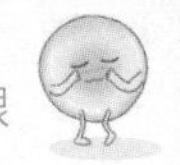

青光眼治疗中最为常见的药物，可以有效降低眼压，减轻眼部疼痛和不适。另外，保护视神经的药物也是治疗青光眼的重要药物之一，可以保护患者的视神经不受损害，避免失明。

除了药物，激光也是治疗青光眼的有效手段之一。针对不同类型的青光眼，可以选择不同的激光治疗方式。例如，激光周边虹膜切除术可以用于治疗闭角型青光眼，激光小梁成形术可以用于治疗开角型青光眼等。

手术治疗是治疗青光眼的最后手段，通常在药物和激光治疗无效时使用。手术治疗可以有效地降低眼压，改善视力，防止失明。

在治疗青光眼时，医生会根据患者的具体情况制定个性

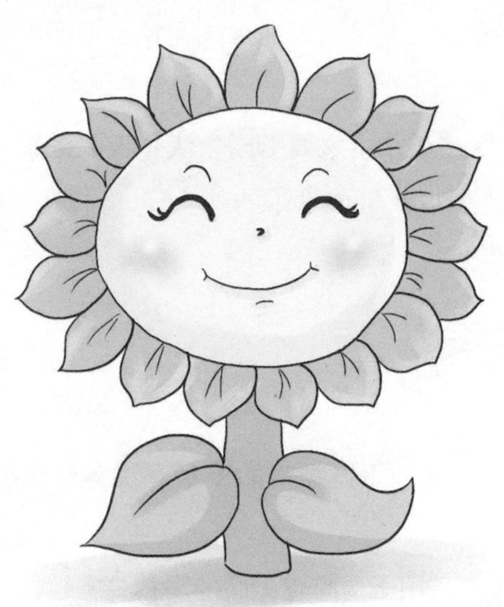

化的治疗方案。治疗方案会考虑到患者的年龄、受教育程度、用药依从性和随访情况等因素，以确保治疗效果最好。

总之，治疗青光眼需要综合考虑多种因素，包括患者的具体情况、药物的反应和医生的经验等。

36. 青光眼手术之前应注意什么？

答：（1）消除心理上的紧张情绪。青光眼手术是眼科常见的手术，若没有严重并发症发生，手术时间短、痛苦少，手术后也没有什么特别的感觉。

（2）食宿要规律。

（3）高血压、糖尿病及呼吸道疾病等患者，如果眼压能够控制，尽量在病情稳定后再施行手术。

（4）手术前一天或当天请清洗头发，不可用任何眼部化妆品。

（5）手术当天须由家属陪同。认真听取医生对于病情、预后、手术方式以及可能发生的并发症的讲解，认真阅读并签署知情同意书。

37. 青光眼的手术治疗有几种？

答：现在有两种不同类型的手术方法：激光手术和显微手术。

激光手术：是用于治疗青光眼的一种损害性较小的技术，

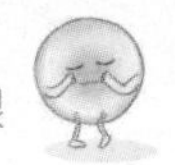

其中激光虹膜周边切除对预防急性闭角型青光眼及治疗部分继发性青光眼有重要意义。

显微手术：是治疗各型青光眼的常用方法，其中以小梁切除术、房水引流装置植入术最为常见。

任何手术总有出现并发症的危险，为安全起见，一般一次只做一只眼睛。

38. 做青光眼手术有危险吗？

答： 据统计资料显示，在对视野的保护方面，手术降压的效果好于单纯药物治疗。然而做任何手术都有一定的内在风险，包括一些术中或术后的并发症等等，手术效果的好坏以及危险程度的高低取决于疾病的严重程度和手术医生的技术水平。然而大多数病人手术后的效果是良好的，眼压得到很好的控制，视功能得到保护。是否选择手术治疗，医生和患者必须有良好的沟通，医生会根据病情权衡利弊，给患者一个建议。当然最终的决定权还是在患者手里。

39. 青光眼手术对视力有影响吗？

答： 青光眼手术是保护视功能的手术，它的目的是避免视功能进一步的损害，它本身不能提高视力或者改善视野，短时间内视力可能会有轻度下降，主要是因为术后散光，但会逐渐恢复。

40. 青光眼手术主要有哪些风险和并发症？

答：青光眼手术方式较为成熟，多数手术安全且效果好，但极少部分患者可能出现麻醉及心脑血管意外、感染、暴发性脉络膜出血、术中或术后发生恶性青光眼等问题。少部分患者可能出现滤过过强或欠佳，从而眼压偏高或者偏低。一旦出现上述并发症，患者应保持良好心态，积极配合治疗。

41. 青光眼造成的失明是不可逆的，那么得了青光眼最终一定会失明吗？若进行手术，能恢复视力吗？术后复发的概率大吗?

答：青光眼会导致视神经萎缩，视神经没有再生能力，就好比“人死不能复生”一样，已经凋亡的视神经无法复活。但是，医生们可以尽力延迟视神经的死亡时限，争取保存视神经、延长视力年，让病人在有生之年不失明。

青光眼的治疗方法包括手术、激光或药物治疗，这些手段都是为了降低眼压，以保护现有的视神经不受进一步损害。因此，青光眼手术本身并不能像近视眼或白内障手术那样提高视力，但可以在眼压降低后，部分恢复角膜水肿造成的视力下降。

青光眼手术后复发的多是由于人体自身的修复机制所致，医生手术开辟出的房水引流通道可能会被瘢痕修复而“愈合”，这种愈合不是我们所期待的，但也是不可避免的。因此，从

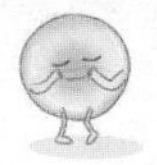

这个层面来讲，经典青光眼术式——小梁切除术所制造出的滤过泡是有寿命的。年轻人、瘢痕体质、反复炎症的人等都可能复发。

为了减少手术复发率，医生会采取相应的措施，例如术中抗瘢痕药物使用、术后积极抗炎、按摩护理滤过泡、针拨断线等。因此，术后密切的复查随访是必要的，不能期望单次手术就能带来终生的受益。

总之，青光眼是一种需要长期治疗的疾病，患者需要了解自己的病情并积极配合医生的治疗，以保护自己的视神经并延长视力年。

42. 青光眼术后需要长期复查吗?

答：青光眼是一种严重的可致盲眼病。青光眼手术后，仍可能存在术后长期眼压波动，眼压控制不良的情况。因此，即使做了青光眼手术，也需要术后长期随访，这样眼压升高时能得到及时诊治。

43. 青光眼药物治疗应注意什么？

答：如果应用药物治疗，就必须做到遵照医生嘱咐，规律用药。要特别提醒注意的几点是：

（1）要不要用药？能否停药或何时停药？用 1 种药，还是同时滴用几种药？这些问题都应当向眼科医生咨询，切不可自作主张，自行其是，否则遗患无穷。

（2）最好准备好两套眼药水，以备不时之需。出差以及旅游时随身携带。

（3）按时点药，点药后按压内眼角，提高药物利用率，减少药物经泪囊吸收所造成的副作用。

（4）定期到医院进行复查，以防青光眼继续恶化。

（5）一些抗青光眼药物有副作用。如噻吗心安可使心率减慢，还可引起支气管平滑肌收缩，有心动过缓、支气管哮喘和呼吸道阻塞性疾病者最好不用，必须用时应提防副作用的出现。醋氮酰胺输尿管结石的病人慎用，磺胺过敏者不能用，该药有排钾作用，服药同时应补钾。高渗剂在心血管系统、肾功能不良时勿用，糖尿病人禁用甘露醇。总之应在用药前向医生说明全身各种疾病，以便医生选择用药。

44. 青光眼的药物治疗有什么副作用?

答：医生会尝试用较少量的药物产生较好的治疗效果、产生较少的副作用。青光眼用药通常必须每天给药，并按处方用药。

治疗青光眼的眼药水、眼膏可能产生的副作用：药物滴入眼睛的刺痛感，头痛，或者眼球疼痛，眼红，视力下降（尤其是在夜晚），嗜睡，心率改变，哮喘发作等。用药前仔细阅读药物说明书，留意与药物治疗副作用相关的表现。大多数药物的副作用，通常在停药 1 ～ 2 周内消失。如果药物的

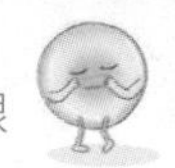

副作用太强或者持续时间太长，医生通常会减少同一药物的剂量或者改换另一种药物。

45. 有人说，治疗青光眼的药毛果芸香碱会加速白内障，是这样吗？

答：毛果芸香碱，也被称为匹罗卡品，是一种常用的眼科药物，主要用于治疗青光眼等症状。有些人担心长期使用毛果芸香碱会加速白内障的形成，但目前还没有确凿的证据支持这一观点。

白内障是由于眼睛内部的一个叫做晶状体的结构变得混浊，从而影响视力的一种疾病。形成白内障的原因有很多，包括年龄、遗传、眼部疾病等。而毛果芸香碱主要是通过缩小瞳孔来增加房水的流通，从而降低眼压，这与白内障的形成机制并不直接相关。

然而，长期使用毛果芸香碱可能会产生一些副作用，例如瞳孔缩小、眼压升高、结膜充血等。这些副作用可能会对眼部产生不良影响，例如可能导致晶状体发生混浊，从而影响视力。因此，在使用毛果芸香碱时需要严格遵循医生的建议，尽量避免长期使用。

总的来说，目前没有证据表明毛果芸香碱会直接加速白内障的形成，但长期使用可能会产生一些副作用，对眼部健康产生不良影响。因此，在使用毛果芸香碱时需要谨慎，并注意遵循医生的建议。

46. 青光眼能治愈吗？

答： 不能。目前青光眼治疗的主要目的是降低眼压，从而不再损害视力及视野。但眼压降低到什么程度不再损害视功能，对每个青光眼患者来讲是不同的。因此，在治疗的过程中，即使在抗青光眼手术后都应定期复查，以确定每个患者的理想眼压，并将眼压维持在这个水平，所以青光眼的治疗是终生的。但只要在专业医师的指导下，规律治疗，定期复查，相信病情都能得到理想的控制。

47. 多种活血化淤药能同时用于青光眼病人吗?

答： 对于青光眼的患者，可以考虑使用活血化淤的药物，但通常使用一种即可，不建议多种药物同时使用。

48. 青光眼必须早发现早治疗吗?

答： 青光眼诊断后，应立即采取干预的措施，特别是对急性闭角型青光眼，一旦确诊后，应根据青光眼的不同阶段及发病规律，必须及时给予相应的治疗，防止疾病的进一步发展。另外，对于急性发作的青光眼，应尽一切努力抢救，在短时间内控制高眼压，同时用消炎药减轻炎症反应。

49. 青光眼用药后视力会提高吗？视野损害能逐渐恢复吗？

答：青光眼是全球范围内首位不可逆性致盲性眼病，所谓不可逆性致盲性是指在现有的医疗技术条件下，青光眼导致的视力下降、视神经损害及视野丢失是不能恢复的。这是因为青光眼损伤的靶器官是视网膜神经节细胞及其轴突——视神经，迄今为止尚缺少确切有效的方法恢复可视神经损害。

50. 青光眼术后效果怎么样？

答：术后效果好坏取决于患者术前的情况。手术的主要目的是降低眼压，术后一年眼压控制正常占 90%，5 年后只有 70%，1/3 患者一次手术后眼压一直保持正常。

51. 青光眼患者术后能坐飞机吗？

答：刚刚接受过青光眼手术，处于急性青光眼发作期或先兆期，各种青光眼的晚期，视神经损伤严重，以及残留管状视野者不适于乘坐飞机。因为飞行中常常伴有加速改变，大气压降低，缺氧等情况，加上人体的应激反应以及长途飞行中引起的疲劳兴奋等因素，可能导致眼压波动或眼底视网膜视神经缺氧，使青光眼病情加重。

52. 青光眼术后要做好哪些护理？

在青光眼的治疗中，手术是重要的治疗手段，基本原理为打通阻塞建立新通路，目的是降低眼压保护视功能。多数青光眼患者需要手术治疗才能达到根治的目的，手术后还必须加强护理才能避免病情反复，实现预期目标。

53. 早期青光眼患者，是否可以去西藏等高原地区旅游？

答：可以。但是在高原地区，紫外线比较强烈，为了预防黄斑疾病和白内障形成，建议佩戴墨镜。未经激光或手术处理的闭角型青光眼患者，建议在足量使用毛果芸香碱滴眼液的前提下，佩戴颜色偏浅的墨镜。

54. 青光眼会遗传吗？

答：青光眼有一定的遗传性，但并不是说青光眼患者的后代一定会得青光眼，只是他们得青光眼的概率比正常人要高。有青光眼家族史的人，应该定期做眼科检查，以便早期发现和治疗青光眼。此外，保持健康的生活方式，如均衡饮食、适量运动、避免过度劳累等，也可以降低罹患青光眼的风险。

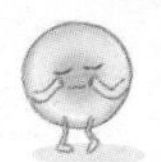

55. 妊娠对青光眼有影响吗？

答： 由于性激素在调整眼压方面起着一定的作用，所以一般来说，怀孕期间眼压会降低，妇女绝经后眼压则会适度地升高。另外，慢性青光眼是一种进展缓慢的疾病，为了不影响胎儿，怀孕期间可以暂时停药，或在医生指导下选择对母亲和胎儿无不良影响的降眼压药。

56. 什么情况下可诱发青光眼发作？

答: 诱发青光眼发作的原因很多，如情绪波动（大喜、大怒、大悲）、暴饮暴食、在黑暗中停留过久、长时间低头阅读、睡眠欠佳、失眠、过度疲劳等。医疗活动中的输液、灌肠、洗肠等使血容量迅速增加的治疗，全身或眼局部应用阿托品类药物等都可能诱发青光眼，严重者可急性大发作。

57. 青光眼患者多吃些什么比较好?

答： 青光眼患者的饮食，一般我们都建议正常均衡营养的膳食，与常人无异。但是由于青光眼发病与年龄相关，患者的年龄结构往往偏大，血糖、血压、血脂等相关的全身性疾病也会影响到青光眼的转归，因此饮食结构一定要合理。比较受关注的是关于咖啡、茶水、辛辣食品的摄入，我们认为只要在不影响个人睡眠和肠胃健康的前提下，均可食用。

至于饮酒，只要不是那一类饮酒后面色乌青发白（可能引起了周围小血管收缩痉挛）的人群，适量饮酒尤其是红酒，或可起到改善循环的作用，并无害处。值得注意的是，青光眼术后的病人，我们不推荐民间“手术之后必须大补”的做法，建议病人早期清淡饮食，也就是为了防止瘢痕的产生。

58. 青光眼患者在生活中应注意哪些问题？

答： 注意休息和睡眠，保持稳定的情绪，避免精神紧张和过度兴奋，起居要有规律；在温暖晴朗的天气适度参加户外运动，运动要轻柔、有节奏，如散步、慢跑、登楼梯、游泳、健美操、跳舞、体操等。要避免对抗性强、精神高度紧张、

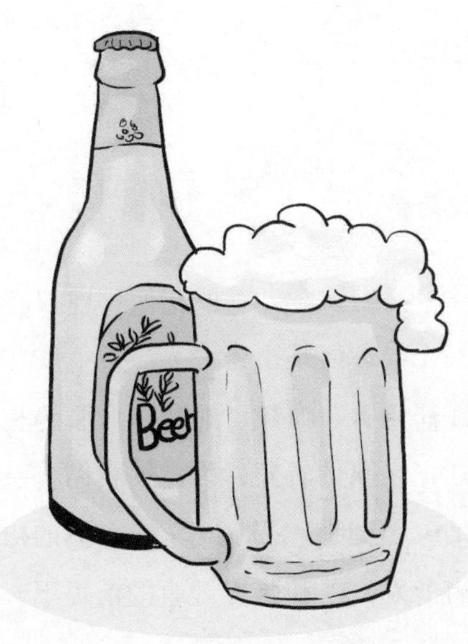

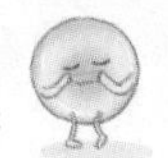

快节奏的运动，如举重、俯卧撑、拳击、摔跤、击剑、足球、排球、篮球等；不要在黑暗处久留，也不要戴太阳镜外出；在看电视或电影前，最好能滴匹罗卡品 1 ～ 2 次，以免引起青光眼发作。

阅读或从事近距离工作者，光线要充足，不可长期低头伏案工作，一般不要超过 30 ～ 40 分钟，间隔时宜看远处解除视疲劳。

不要暴饮暴食，不宜一次过量饮水、浓咖啡、浓可可、茶等饮料，每次饮水量不能超过 400ml，少量多次为佳。含酒精浓度高的饮料要加以限制，低浓度的可以适量饮用。饮食上多食蔬菜，增加纤维素，以利通便，并注意补充蛋白质，使动物和植物蛋白搭配互补。

就医的过程中不可隐瞒患有青光眼的病史，静脉输液量不要太多，并尽量减慢输液速度，同时要尽量避免引起血容量快速增加的其他医疗活动。平时用药要在专业医师的指导下进行，且不可乱用药物，用药之前要详细阅读药品说明书，注意有无青光眼禁忌。

关注天气预报，强冷空气来临时尽量不外出。

59. 青光眼可以预防吗？如何预防？

答：青光眼是一种复杂的疾病，目前还没有一种公认的预防方式。但是，我们可以采取一些措施来降低患病风险。

首先，对于闭角型青光眼，我们可以在具有高危因素而未发病时进行检测，并采取相应的治疗措施。这可以通过药物或预防性激光治疗来实现，从而预防发作。

其次，对于其他类型的青光眼，我们也可以采取一些措施来早期发现和治疗。通过精准医疗，我们可以进行已知青光眼基因的检测，帮助高危人群在症状出现之前进行诊断。这样，我们可以在青光眼发展的早期阶段进行干预和治疗，避免病情恶化。

总之，虽然青光眼是一种复杂的疾病，但我们可以通过一些措施来降低患病风险和早期发现和治疗。

60. 青光眼如何防护?

答：日常生活中很多因素可以诱发青光眼，患者在平时要注意：

（1）心胸开阔；

（2）良好休息；

（3）用眼避免在黑暗的地方待过久；

（4）适度运动；

（5）注意饮食；

（6）青光眼病史用药遵医嘱；

（7）如有眼球酸胀、视物模糊等症状请尽早来院就医。

61. 青光眼患者应如何进行保健？

答：青光眼患者应该注意的是避免情绪的波动。青光眼患者往往具有“青光眼性格”，而情绪的波动又是青光眼发作最主要的原因。因此调整情绪，开朗性情，对于青光眼患者是非常重要的。在饮食方面，只要注意均衡饮食就可以了，没有需要特殊注意的方面。在因其他疾病就诊时，应主动向医生讲明自己的青光眼病史，因为有一些药物青光眼患者是不能使用的。

62. 青光眼患者日常生活应注意哪些？

答：尽管青光眼是一种可以致盲的严重眼病，但经过及时、

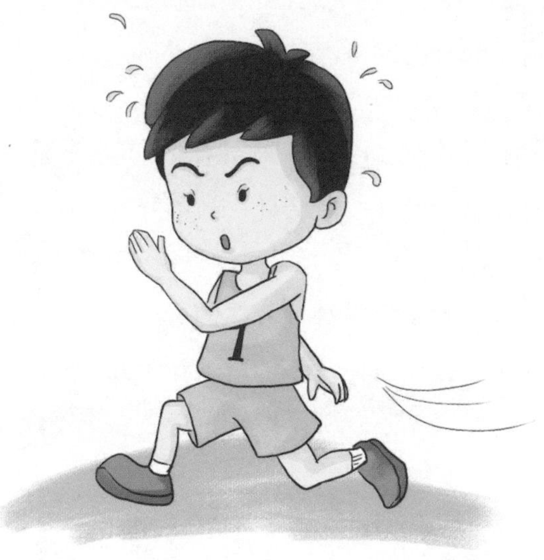

有效的治疗后，只要患者没有严重的视野缺损，就可以和正常人一样驾驶汽车，过正常的生活。由于眼压的变化和瞳孔的大小有一定的关系，因此，青光眼患者应尽量避免在暗光下的活动，比如在电影院里看电影，在家看电视不开灯等等。在做眼科检查时，要告知医生自己是青光眼患者，酌情决定是否做散瞳检查。

另外，患有其他全身疾病的青光眼患者，要避免使用阿托品类、硝酸甘油类药物，以防诱发青光眼。

在饮食方面，应少吃油腻高脂的食品。必须强调的是，青光眼患者必须严格遵守治疗方案和定期检查。

最后要注意的就是定期复查眼压和视野。眼压稳定时，一般可以一个月测一次眼压，眼压稳定、视野稳定时，一般可以半年或者一年测一次视野。

63. 青光眼患者能喝咖啡或茶吗？

答：国外的调查认为，在喝完咖啡或茶之后的1个小时内，眼压会有轻度的升高，但这种升高的幅度较小，不会对青光眼造成大的影响。因此青光眼患者可以饮用这些。一般认为，青光眼患者不需要限制每日液体的摄入量，但不能在短时间内大量饮水。比如，在几分钟内饮用1升水后，会使眼压迅速升高，诱发青光眼。所以青光眼患者切记不能在短时间内大量饮水。

64. 青光眼患者能参与哪些休闲运动？

答：对于青光眼而言，规律的体育运动同适当的休息和充足的睡眠一样重要。体育运动在一定程度上可以降低眼压，但是对于已经有视野缺损的患者，在运动之前首先要清楚自己的视力状况。例如在打网球时，视野缺损的患者可能看不到正击向他的网球；骑自行车时由于视野缺损而察觉不到正向他一步步靠近的危险。同样，已经有视神经损伤的患者不适合参与潜水运动。

65. 日常生活中，青光眼患者需要避免哪些行为？

答：洗桑拿不会对青光眼患者有不利的影响。一般来讲高空飞行也不会给青光眼患者带来损害，但那些经常乘坐飞机又患有严重青光眼的患者应该经常向眼科医生咨询，进行常规检查。吹奏乐器会引起眼压暂时性升高，因此喜欢吹奏乐器的青光眼患者需要向眼科医生请教，以得到他们的帮助。

66. 青光眼病人日常治疗及生活须知有哪些？

答：（1）如果你得了青光眼，千万不要害怕，但一定要认真对待。

（2）青光眼的诊断治疗是一个连续的过程，而每个医院的仪器设备不同，诊疗常规不同，而且医生也更熟悉本医院各种检查结果和报告，因此，我们主张病人应尽可能固定一个诊疗地点为好。

（3）合理膳食，多吃蔬菜水果，保持大便通畅。避免吸烟，避免喝浓茶、浓咖啡，少量饮酒。避免一次摄入大量液体。避免在黑暗的环境（如电影院）活动时间过长。夜间看电视、学习时屋内开大灯。

（4）调整心态，减轻疾病带来的焦虑、不安。

（5）当因青光眼以外的其他疾病去看医生时，不要忘了告诉医生你有青光眼的病史和正在进行什么治疗，以利于医生在考虑用药时，避免使用不利于青光眼的药物。

（6）青光眼病人要注意生活有规律，并适当参加体育活动，全面增强体质，减缓全身各器官的衰老过程。

第七篇
眼底病

1. 老年性黄斑变性能治吗？

答：老年性黄斑变性又称年龄相关性黄斑变性，为黄斑区结构的衰老性改变。表现为双眼先后或同时发病，视力呈进行性损害。大多发生于 50 岁以上，是 60 岁以上老人视力不可逆性损害的首要原因，其患病率随年龄增长而增高。

该病在临床上有两种表现类型：①干性年龄相关性黄斑变性：又称萎缩性或非新生血管性年龄相关性黄斑变性，一般表现为黄斑区的色素紊乱或者血管暴露。对于这种情况，目前还没有任何有效的治疗方法。②湿性年龄相关性黄斑变性，又称渗出性或新生血管性年龄相关性黄斑变性，这种情况主要是由于黄斑区出现了新生血管，所以会导致黄斑的水肿、出血，甚至引起视力急剧的下降。对于这种情况，目前还是有治疗方法的，可以通过抗新生血管治疗改善症状。

2. 糖尿病病人需要多长时间做一次眼底检查？

答：临床上常规建议每年做一次眼底检查，如果血糖控制不佳或者糖尿病视网膜病变比较严重，建议缩短复查间隔，比如：每三个月或每半年一次；建议到医院做一次详细眼底检查，根据医生医嘱按时复查。因为糖尿病时间久了，可能会发生眼底出血等问题影响视力，定期做眼底检查的目的就是为了早发现早治疗，效果还是不错的；但对于晚期的病例或病情严重者，就有可能需要手术治疗。

3. 为什么会视网膜脱离?

答：视网膜脱离即视网膜神经上皮与色素上皮的分离，简单来说就是视网膜分层脱离了。视网膜脱落主要有三大类的原因：

（1）孔源性视网膜脱离。视网膜局部有薄弱的地方，多见于高度近视眼者；薄弱的视网膜逐渐发展为一个裂孔，液体从裂孔流到视网膜的下方造成视网膜脱离。

（2）牵拉性视网膜脱离。多见于严重的糖尿病视网膜病变者，由于反复的眼底出血形成机化条索，牵拉视网膜导致视网膜脱离。

（3）渗出性视网膜脱离。多见于一些炎症性疾病、中心性浆液性脉络膜视网膜病变、肿瘤等，引起视网膜下的液体聚积，造成视网膜脱离。

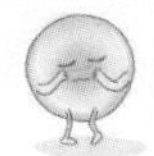

4. 视网膜脱离必须做手术吗?

答：视网膜脱离不一定都需要进行手术治疗。视网膜脱离主要有三大类原因：①孔源性视网膜脱离；②牵拉性视网膜脱离；③渗出性视网膜脱离。建议要及时到医院查明病因，然后进行对症治疗。部分视网膜脱离的患者可以不进行手术，通过药物和激光的方式来进行治疗；如果病情比较严重、脱离的范围比较大，则需要尽快进行手术治疗。

5. 黄斑裂孔手术之后视力能提高很多吗?

答：黄斑裂孔是指黄斑部视网膜结构发生缺失，严重损害了患者的中心视力。根据病因可分为：①特发性黄斑裂孔：无明显诱因；②外伤性黄斑裂孔：由于外伤、外力作用导致视网膜黄斑区逐渐出现裂孔；③继发性黄斑裂孔：由于玻璃体手术、黄斑变性、视网膜出血、视网膜静脉阻塞等原因造成。

手术后视力提高的程度与病情的严重程度有关，如果是病情较轻，黄斑裂孔有可能恢复，视力有可能提高。但是如果病情严重，即使手术治疗后，黄斑裂孔也无法完全愈合，视力提高的幅度则比较小。建议到医院就诊，需要手术治疗应尽快接受手术，手术的目的在于阻止和延缓病情的进展。

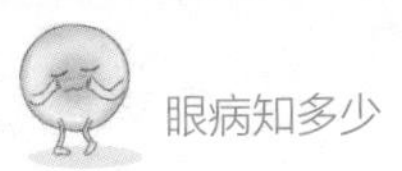

6. 视网膜脱离做手术打油好还是打气好?

答: 打油还是打气要根据病情的严重程度、视网膜脱离的位置、范围来决定，而不是单纯地说哪种比较好。视网膜脱离比较轻的，还有打气治疗的可能性；病情比较重的，大多数需要打油。

7. 视网膜脱离手术之后为什么总是让低头趴着?

答: 视网膜脱落手术的目的是封闭裂孔，术中使用惰性气体和硅油等来使脱离的视网膜复位，由于硅油或气体的密度均小于眼内液体，所以术后俯卧位以达到顶压后部视网膜的作用，帮助视网膜脱离的恢复。

8. 黄斑疾病有哪些呢?

答: 临床上黄斑病变常见的类别如下：中心性浆液性脉络膜视网膜病变；特发性脉络膜新生血管；年龄相关性黄斑变性；近视性黄斑变性；黄斑囊样水肿；黄斑裂孔；黄斑视网膜前膜等。

9. 什么是眼底病?

答: 眼底病是指累及到视网膜、脉络膜、视神经等疾病

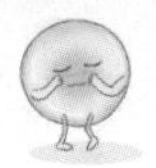

的泛称，眼底病属于一种宽泛的概念，可分为血管性疾病、炎症性疾病、变性类疾病以及遗传性疾病等类型。

10. 老年人眼底动脉硬化有哪些治疗方法？怎样预防？

答：眼底动脉硬化是动脉硬化在眼部的表现之一，与高血压有关，血压升高后会导致动脉管壁中的肌纤维细胞增生，血管硬化，直径变细，从而形成动脉硬化。视网膜动脉一旦发生硬化，在眼底检查时可以看到动脉管径变细，反光增强，呈铜丝或银丝样改变，在与静脉交叉处对静脉形成压迫，使静脉局部呈鸟嘴样外观，严重的会引起视眼底出血等。眼底动脉硬化主要可以通过以下两种方法控制：

（1）药物治疗：应用全身血管活性药物，改善血管硬化情况。

（2）控制全身病变：治疗全身疾病，比如高血压、糖尿病或者全身血管性病变，通过改善全身血管硬化病变，进而控制眼底的硬化程度。

11. 眼底出血了怎么办？

答：眼底出血是一种由视网膜病变和本身病变而引起的疾病。眼底出血不是一种独立的眼病，而是许多眼病和某些全身疾病所共有的特征。全身性血管、血液性病变都可以从视网膜及其血管反映出来，同时也可直接引起视网膜的出血

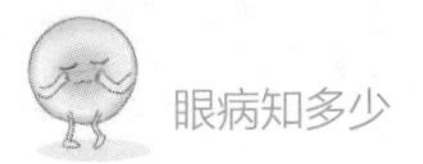

性病变。引起眼底出血的原因可分为全身和局部两大类。

（1）全身性病变：糖尿病性视网膜病变、高血压性视网膜病变、肾病性视网膜病变、妊娠中毒性视网膜病变，甚至血液系统疾病、自身免疫性疾病都可以引起眼底出血。

（2）局部病变是指眼底本身病变。如视网膜中央或分支静脉阻塞、视网膜血管炎、视网膜脉络膜炎病变、视网膜血管瘤、视网神经血管炎，以及老年性黄斑变性、高度近视眼底病变，中心性视网膜脉络炎等脉络膜新生血管性病变。另外，老年人常常会发生玻璃体后脱离，因玻璃体引牵视网膜出现裂孔，而伴发出血。眼底出血的患者，依照出血量的多少、出血部位不同而产生不同的症状。

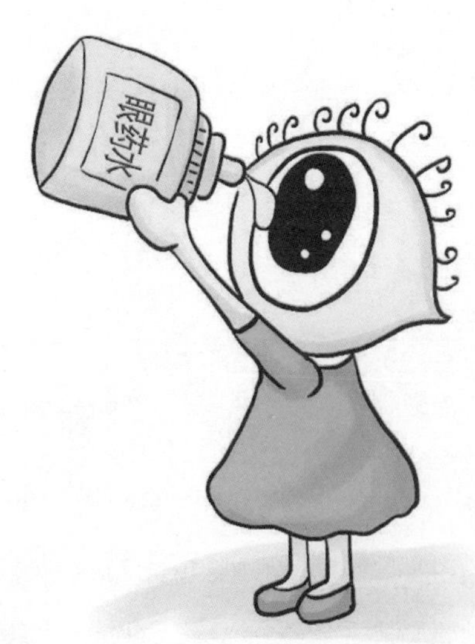

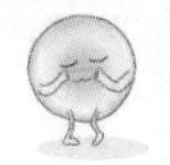

眼底出血的治疗要根据原发病对因治疗，建议及时到眼科就诊，明确出血的原因，针对原因进行控制、治疗。如果是高血糖、高血压引起的出血，要控制血糖、血压等；如果是眼底本身病变引起的，要根据出血的量、范围、程度，做相应的治疗，比如：药物治疗、视网膜激光光凝、玻璃体切割手术、抗新生血管药物注射等等。

12. 糖尿病视网膜病变都需要打激光治疗吗？

答：糖尿病视网膜病变的简称“糖网”，它是糖尿病最常见的微血管并发症之一，是由慢性进行性糖尿病导致的视网膜微血管渗漏和阻塞，进而引起一系列的眼底病变，如微血管瘤、硬性渗出、棉絮斑、新生血管、玻璃体增殖、黄斑水肿甚至视网膜脱离。根据患者是否有从视网膜发出的异常新生血管作为判断标准，可分为增殖性糖尿病视网膜病变和非增殖性糖尿病视网膜病变。

“糖网”不一定都需要激光治疗，要根据病情的严重程度来决定。病情比较轻的，定期复查就可以；如果病情进一步进展，必要时接受激光治疗；病情严重的，就要接受手术治疗联合激光治疗。

13. 高血压、糖尿病患者为什么要定期查眼底?

答：高血压、糖尿病都会引起视网膜病变，可严重影响

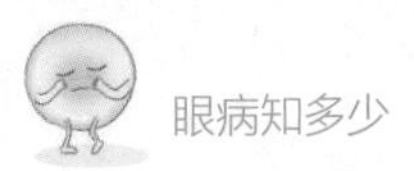

视力。高血压、糖尿病病情比较轻的，定期复查眼底就可以；但如果病情进一步进展，造成视网膜病变的，必要时就应接受激光治疗；视网膜病变严重的，就有可能需要手术治疗联合激光治疗。

14. 夜盲症能治吗？

答：夜盲症是指暗适应能力差，在夜间或光线昏暗处视物不清或失明，但在明亮处视力正常的一类病症。夜盲症主要是由视网膜视杆细胞功能障碍导致的。夜盲症首先会使患者在黑暗处不能看清周围环境，导致其行动、驾驶等困难，严重影响患者生活质量和心理健康。疾病发展到一定程度时，视野会明显缩小，最终影响白天视力，导致完全失明。

夜盲症分为两类：

（1）先天性夜盲：主要是由原发性视网膜色素变性等遗传性视网膜疾病引起的，也见于先天性静止性夜盲。原发性视网膜色素变性多起病于儿童期，青春期症状加重，也可成年后发病，进展较缓慢，可在 40 ～ 50 岁时造成完全失明。现有治疗方法只能延缓病情发展，无法阻止，更不能治愈。

（2）后天性夜盲：是因后天获得的主要累及周边视网膜的眼病，或由于维生素 A 缺乏等全身性疾病导致的视杆细胞功能障碍而引起的夜盲症，通过积极治疗原发疾病，一般能明显改善或阻止疾病进展，甚至治愈。

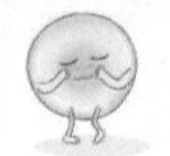

15. 糖尿病视网膜病变，医生说需要激光治疗，但是听很多患者说激光手术后眼底出血更重了，视力下降更明显了，不知道该如何选择？

答：应该接受激光治疗；激光的作用是防治进一步出血，阻止视力损害，激光治疗不会导致眼底出血加重。但因为临床上很多患者病情严重，激光治疗已经不能解决问题，治疗后出血还在继续，视力还在下降，就误以为是激光导致的进一步出血、视力下降。其实，进一步出血的原因是糖尿病视网膜病变加重的，而不是激光治疗造成的。因此，您需要及时到医院诊断一下糖尿病视网膜病变的严重程度，然后根据医生的检查结果和建议再决定是否应该做激光治疗。

16. 眼前有个黑影、飞蚊来回飘动，这是怎么回事？怎样治疗？

答：临床上最常见的原因是玻璃体混浊。玻璃体混浊是指玻璃体内出现不透明体，导致视物模糊，眼前好像有飞蚊、黑影、云雾飘动等，多是由玻璃体随年龄增长出现液化、后脱离或玻璃体炎症、出血等疾病造成的。它不是一个独立的疾病，而是多种眼病的共同表现。玻璃体混浊是眼科常见体征。随着社会的老龄化，高血压、糖尿病、高血脂、高度近视等患者的增加，发病率亦呈上升趋势。70% 的飞蚊症患者是由玻璃体液化和后脱离引起的。

玻璃体混浊分为生理性和病理性两种：

（1）生理性玻璃体混浊常见于玻璃体发生退行性变的中老年人群，其中相当一部分人为近视患者，表现为眼前有飘动的小点状或细丝状漂浮物，在光亮处更明显。通常情况下不影响视力，一般不需要治疗，定期随访即可，或给予一定药物治疗（碘制剂）。

（2）病理性玻璃体混浊多由眼外伤、玻璃体积血、眼内炎症、视网膜疾病、葡萄膜炎等疾病导致，患者常表现为眼前突然出现黑影、红雾等，或伴视野缺损、闪光感等，未及时处理可严重影响视力，建议及时就医检查治疗。

第八篇

眼外伤

1. 眼睛被树枝划伤后眼睛发红，看不清东西，需要去医院看吗？

答： 只要眼球被划伤，就应该去医院看病。如果只是划到白眼珠上，这种情况是最轻的，点消炎眼药水，或者佩戴绷带镜即可。如果划伤很严重，伤及角膜里面，造成眼球破裂，这种情况可能需要手术。因此，眼睛划伤之后应该立即就医。

2. 外伤后看东西重影是什么原因？

答： 首先，外伤会导致眼球受伤，造成角膜的损伤，角膜损伤后会留下疤痕，可能会导致看东西重影，表现为单眼看东西重影。其次，外伤可能导致骨折或眼肌麻痹，眼球运动障碍，进而出现双眼在某个方向上视物重影。

3. 外伤手术之后多久拆皮肤线？

答： 这个根据外伤发生位置的不同而有所区别。比如眼睑皮肤需要 7 天拆线，鼻部及周围伤口拆线大致是 5 ～ 7 天，如果是背部至少 10 天，如果伤在四肢关节部位需要 14 天。

4. 发生了眶壁骨折该怎么办？必须立刻手术吗？什么情况下需要观察？

答：发生眶壁骨折需要立即就医。眶壁骨折需要先消炎、消肿，待 10 ～ 14 天后，再去医院复诊。眶壁骨折如果出现以下情况是应该考虑手术治疗的：①出现复视；②眼球内陷；③双眼眼球突出度＞3mm；④具有美观的需求；⑤复合性骨折。

5. 眶壁骨折都有哪些手术方法及设备？

答：眶壁骨折的手术方法根据做切口的位置不同而有所差异。主要包括：①经皮肤或结膜的直接途径。②柯 – 陆氏入路。③内镜下经上颌窦自然口入路。完成眶壁骨折修复手术需要的设备有很多，比如说头灯、适合的器械及动力系统等。

6. 眶壁骨折手术需要修复材料吗？

答：需要。修复材料与眶壁骨折的位置有关。常见的修复材料包括钛钉钛网、羟基磷灰石、聚乙烯材料等。

7. 为什么眶壁骨折术后早期医生不让擤鼻涕?

答：由于眼部特殊的解剖结构（与污染的窦腔相通），手术治疗之后，用力擤鼻涕可能会导致颅内压增高，增加逆行感染的机会。也可能将眶内的脂肪挤出眶内，影响手术效果，所以早期不应该擤鼻涕。

8. 为什么眶壁骨折术后早期医生给我加压包扎?

答：加压包扎的主要目的是局部止血。少数眶壁骨折的患者术后会有出血倾向，眼眶内出血可能会导致视力丧失。医生为了防止眼眶内出血，选择加压包扎一段时间，既可以消肿，又可以防止球后出血的情况发生。

9. 为什么眶壁骨折术后早期包扎眼睛时医生给我测光感?

答：极少数患者术后会发生球后出血，威胁视力。早期发现球后出血，及时治疗，可以有效保护患者的视力，所以早期包扎眼睛的时候需要查光感。

10. 骑车摔倒后眼球好好的，但是失明了，需要做什么检查来确诊?

答：失明可能与视神经受压迫有关系。需要检查头部

MRI，视神经管 CT，VEP，还有瞳孔光反射的一系列检查才可以明确视神经的损伤情况。

11. 如果有害液体溅入眼睛应该怎么办?

答: 如果有害液体溅入眼睛，尤其是酸碱浓度较高的液体，会对眼睛造成严重损伤，应该立刻用干净的水冲洗眼睛。在做完初步的处理之后应该及时去专业的医院治疗。

12. 眼睛进了不明异物怎么办?

答： 如果有不明异物进入眼睛，应该立刻用干净的水冲洗眼睛，争取把异物冲洗出去，避免用力揉搓眼部，以免异物对眼部造成损伤。初步的处理之后应该及时去专业的医院治疗。

13. 眼睛被电焊打伤后，听说滴母乳有效，可行吗?

答： 母乳有可能会有效。眼睛被电焊打伤后，可以冷敷，一定程度上可以麻痹神经痛觉。然后应用促进角膜组织修复的药物、预防角膜感染药物和麻醉药物。通过上述方法处理后，眼部症状 6 ～ 8 小时可以缓解，48 小时后症状消失。母乳可能会促进角膜组织修复，有可能会有效。

第九篇

外眼疾病

1. 针眼是什么?

答: 针眼病是中医病名，指因感受外邪，胞睑边缘生出小硬结，红肿疼痛，形如麦粒的眼病。针眼相当于现代医学的睑腺炎，又称“麦粒肿”，是由于眼睑腺体发生细菌性感染而引起，分为内、外睑腺炎。

通常发病后眼睑会有红、肿、热、痛等急性炎症的表现，眼睑红肿，能摸到疼痛的硬结，数日后硬结表面出现黄色脓点，硬结软化自行破溃后症状会有所减轻。在儿童、老年人或患有糖尿病等慢性消耗性疾病的患者中，由于体质弱、抵抗力差、细菌毒力强，则有可能发展为眼睑蜂窝织炎，引起发热、寒战、头痛等全身症状，严重者可发生败血症或海绵窦血栓等危及生命。

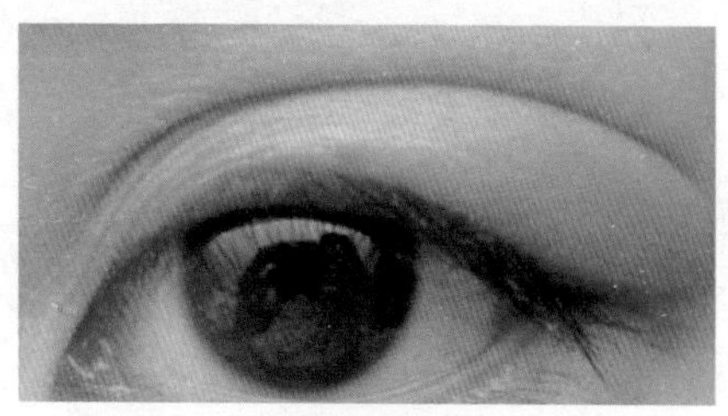

外睑腺炎

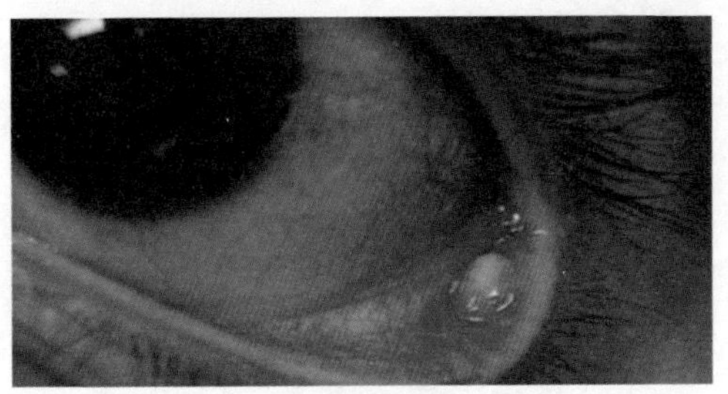

内睑腺炎

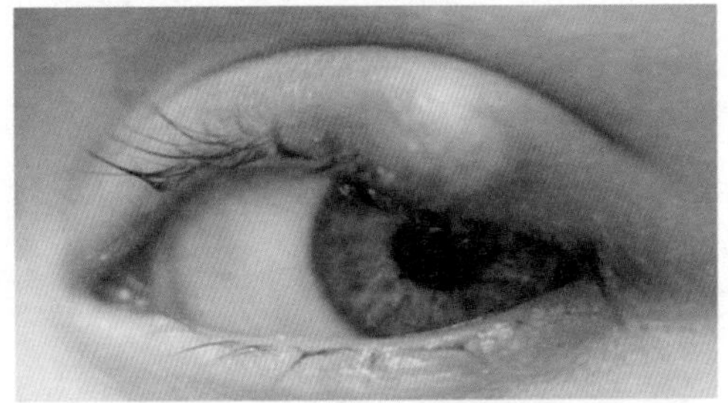

睑腺炎脓肿形成

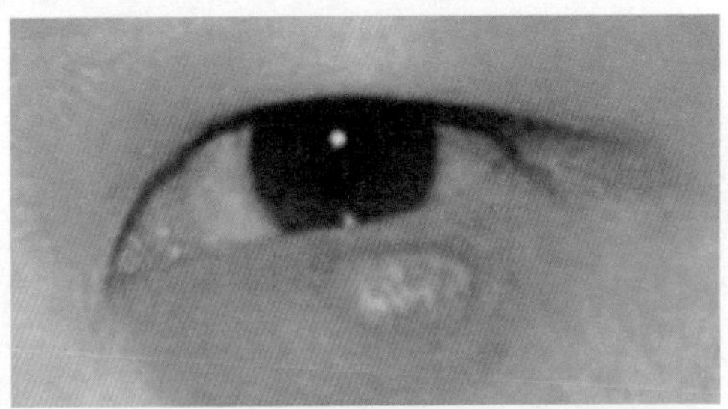

睑腺炎破溃

2. 针眼应该如何治疗？

答：（1）发病初期可采用冷敷，硬结未软化时可湿热敷，

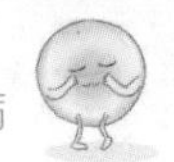

每日 3 ～ 4 次，每次 15 分钟。

（2）局部用抗生素眼液、眼膏点眼，症状较重者或发展为眼睑蜂窝织炎者可全身应用抗生素治疗。

（3）局部超短波理疗。

（4）脓肿形成后可切开排脓，脓肿尚未形成时一定不要用手挤压，以免挤压致细菌进入血管引起海绵窦血栓或败血症，导致生命危险。如果疾病反复不愈，形成肉芽肿，则需要手术切除。

（5）注意保持眼部清洁；戒烟戒酒；规律清淡饮食，避免辛辣刺激、煎炸油腻、过甜食物。

3. 霰粒肿和麦粒肿是一回事吗?

答：霰粒肿并不是麦粒肿，临床上称之为睑板腺囊肿，它是最常见的眼睑疾病之一。正常的睑板腺开口于睑缘并分泌油脂，随着眨眼油脂涂在眼睛表面，起到润滑的作用。当分泌的油脂太黏稠或睑板腺开口阻塞时，不能排出的油脂就会积聚形成一个囊肿，就是睑板腺囊肿。

睑板腺囊肿多见于青少年或中年人，常见于上睑，单个发生，也可以上、下眼睑或双眼同时多个发生。表现为眼睑皮下一个边界清楚的硬结，局部不红不痛，表面皮肤隆起，翻转眼睑可见病变对应部位睑结膜面呈灰红色或紫红色。如果睑板腺囊肿继发感染，则形成急性化脓性炎症，表现与前述的内睑腺炎相同。因为上、下眼睑有许多睑板腺，任何一条睑板腺阻塞都有可能形成睑板腺囊肿。有正常分泌功能的睑板腺都有可能发生睑板腺囊肿，尤其是油脂分泌旺盛者。

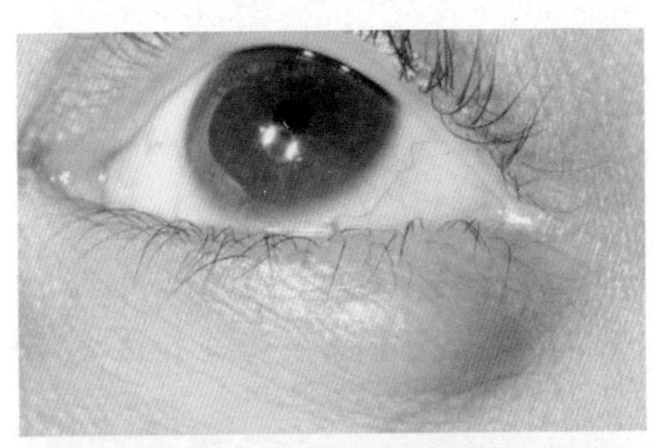

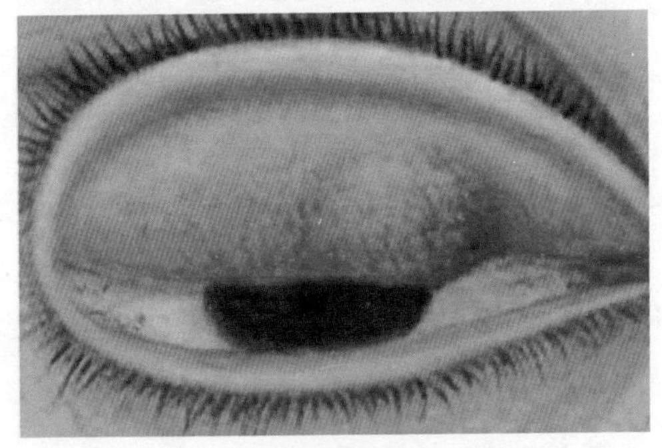

睑板腺囊肿

4. 睑板腺囊肿需要手术治疗吗？

答：小而无症状的睑板腺囊肿无需治疗，有时可自行吸收或通过局部热敷促进其吸收。

较大的睑板腺囊肿或者保守治疗效果不佳且病情稳定者，可选择手术治疗。

成人或青少年可在局麻下手术，切口选在睑结膜面，医

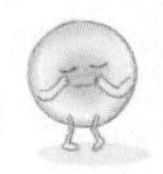

生会将囊壁剔除干净以防复发，一般不需要缝合，术后局部应用抗生素滴眼液、眼膏即可。

对于不能配合局部麻醉的儿童，建议全麻下实施手术。全麻不仅可以避免患儿哭闹、乱动而影响手术操作，同时也可消除局麻手术给患儿带来的心理恐惧。建议需要全麻的睑板腺囊肿患儿应到正规的医院就诊，先对患儿进行检查评估，正确使用全麻对孩子智力、发育是没有影响的，家长们可以消除顾虑。

对于反复发作或老年人的睑板腺囊肿，应将切除的肿物进行病理检查，以除外睑板腺癌。

5. 孩子出生后就倒睫毛，应该什么时候做手术?

答：倒睫是睫毛向后生长，接触眼球的不正常状况，是儿童常见的外眼病。倒睫常常伴有睑内翻，睑缘外的皮肤随之倒向眼球方向，刺激角膜即“黑眼球”，可引起频繁揉眼、异物感、怕光、流泪等症状，还可能导致眼球充血、角膜损伤，甚至影响视力。倒睫大多是由于内眦赘皮所致，也可由睑缘部轮匝肌过度发育或睑板发育不良所致。随着患儿的年龄增长，鼻梁发育，倒睫可有所改善，不必急于手术。若患儿长至2～3岁，睫毛逐渐变硬，但内翻仍未消失，严重刺激角膜时，可考虑手术治疗。

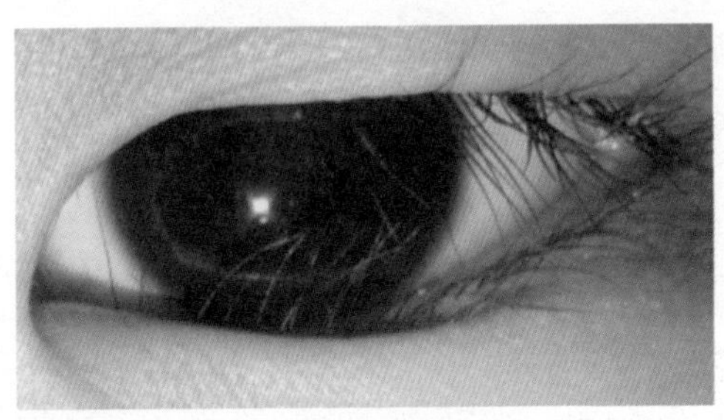

下睑内翻倒睫

6. 中青年，眼皮总是红肿怎么办?

答：眼睑红肿的原因有很多种，可因感染、炎症、肿瘤、外伤、自身免疫、药物反应等引起。其中感染、炎症引起的眼睑肿胀，还会同时伴有红、热、痛等体征。比如由于感染或特异性炎症使泪腺增大、红肿，形成急性或慢性泪腺炎，疾病易复发并给患者带来困扰。一些患者长年眼睑肿胀，甚至伴有表面皮肤颜色、质地的改变，可能是自身免疫系统出了问题。如果出现了这些情况，建议患者前往医院就诊，进行相应检查，明确病因后进行治疗。

7. 眼睛白眼珠“红”了怎么办?

答：生活中人们常说的“白眼珠”就是眼睛的球结膜，它是覆盖在眼球表面的一层薄薄的、半透明的组织，富含丰富的血管和神经组织。白眼珠“红”常见于两种情况：一种是球结膜下血管破裂或渗透性增加导致的结膜下出血，另一种是由于各种刺激、感染炎症导致的结膜充血。

（1）结膜下出血。临床工作中经常看到患者焦急地来就诊，紧张地说“医生，我眼底出血啦！”经过检查原来是“结膜下出血”。严格地说，结膜下出血只是症状，而不是真正的疾病，极少数能找到确切的病因，所以请不要过度紧张。

常见的病因有剧烈咳嗽或呕吐、外伤（眼外伤或头部挤压伤）、结膜炎症、高血压、动脉硬化、肾炎、血液病（如白血病、紫癜、血友病）、某些传染病（如伤寒、败血症）等。

结膜下出血早期可局部冷敷，两天后热敷，每天 2 次，可促进出血的吸收。对于反复发生的结膜下出血，应寻找出血原因，针对原发病进行治疗。

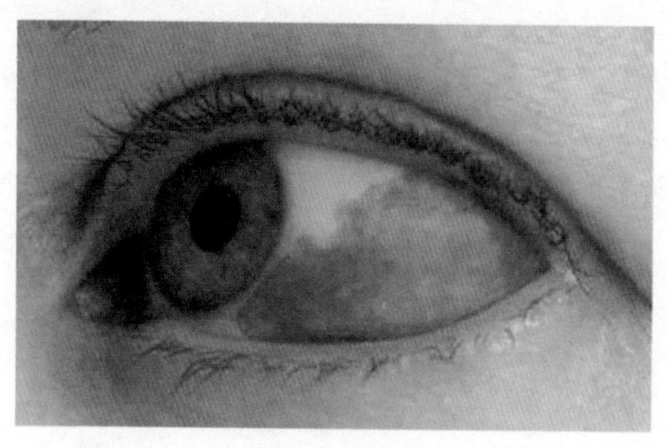

结膜下出血

（2）结膜充血。球结膜大部分暴露于外界，易受外界环境的刺激（如异物、化学伤等）和微生物感染而致病（如结膜炎、角膜炎、虹膜炎等），产生不同程度的结膜充血。结膜充血是一种体征，而不是诊断。体征是医生在给病人做检查时发现的具有诊断意义的症候，与疾病有一定的相关性。所以一旦眼睛出现了结膜充血，应该立即到医院就诊，明确诊断后再对症用药。

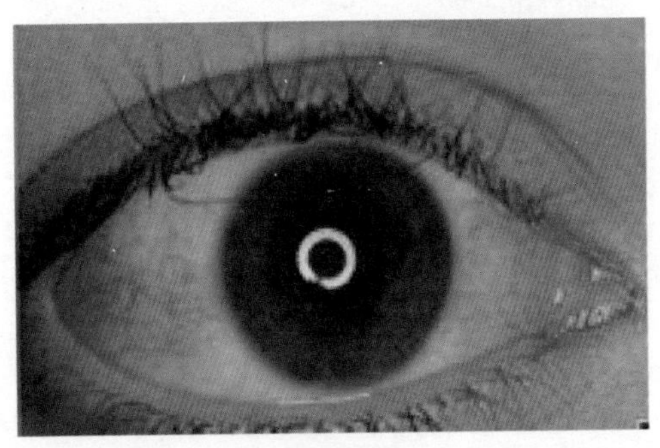

结膜充血

8. 孩子眼皮上有肿块怎么办?

答：如果眼睑皮下摸到一个边界清楚的、无红痛的硬结，此类肿块可能为睑板腺囊肿，俗称“霰粒肿”。较小的睑板腺囊肿可以自行吸收，囊肿较大或保守观察无效者则需要手术治疗。眼皮上有硬结还有可能为皮样囊肿，增长缓慢，无明显炎症、肿物较小且无功能及美容障碍的情况下可保守观察。如果肿物增大压迫角膜引起散光，影响视力美观或局部红肿甚至破溃时，需要手术切除治疗。如果眼睑出现了一些肿瘤，如眼睑血管瘤、色素痣等，则需要到医院进一步就诊，明确诊断后采取保守观察或手术等治疗。

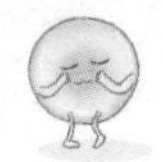

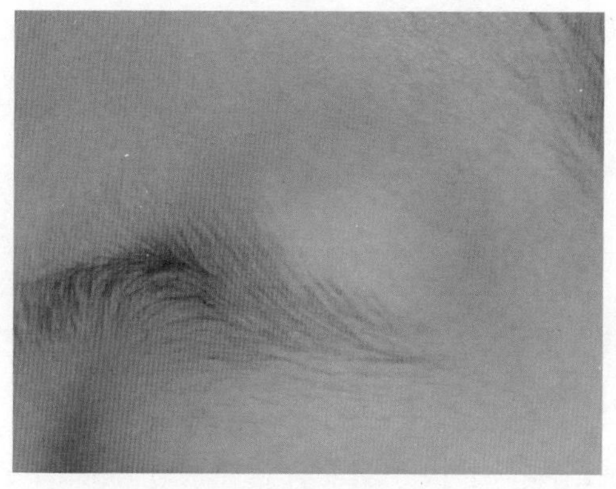

皮样囊肿

9. 眼球向前突怎么回事？还能恢复正常吗？

答：在日常生活中，我们有时会遇到眼球向外突出或向前移位的患者。眼球突出是眼眶病最常见的症状，至少占眼眶病症状的 80% 以上，多数是单侧，也可以双侧，常见原因有眼眶的炎症、肿瘤、外伤，海绵窦血栓形成等。有些眼球突出具有特殊的诊断意义，预示着全身疾病的发生。比如一部分甲状腺相关眼病的患者往往因为眼球突出来眼科首诊，经过检查发现了甲状腺疾病。

还有一种假性眼球突出，是由于眼球、眼眶体积比例失调或双侧眼球、眼眶不对称而引起的，比如：眼球体积增大（如先天性青光眼、单侧高度近视等）、眼眶容积缩小（如眼眶外伤、手术或发育不良导致）、对侧眼球内陷、睑裂不对称等。

总而言之，一旦发生了眼球突出，建议患者到医院就诊，

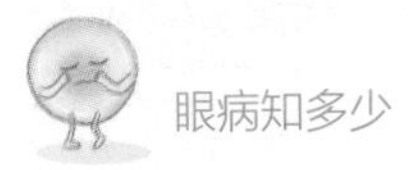

进行相应化验检查，明确诊断后采取针对性的治疗，以恢复正常外观。

10. 医生说我得了甲状腺相关眼病，可我没有甲亢啊？

答： 甲状腺相关眼病是成人常见的眼眶疾病之一。为什么称之为甲状腺相关眼病，是因为这种疾病与甲状腺功能有很大的关系，由于甲状腺功能异常诱发了眼部病变，这是一种自身免疫性疾病。最初，人们将具有眼部症状、同时伴有甲状腺功能亢进者称之为Graves眼病；随着研究的不断深入及医疗水平的不断提高，发现除了甲亢，甲状腺相关的其他疾病（如甲减、甲状腺炎、甲状腺肿瘤等）患者也存在眼部症状，甚至部分患者没有甲功异常。故将这一类疾病统称为“甲状腺相关眼病”。

11. 甲状腺相关眼病是什么样的一种病？

答： 甲状腺相关性眼病与甲状腺疾病密切相关，是一种自身免疫性疾病，会给患者带来巨大的痛苦，严重影响患者的身心健康、生活和工作质量。甲状腺相关眼病临床表现复杂多样，患者会出现干涩、怕光、异物感、流泪等眼部不适刺激症状；还有可能出现外观的改变，如眼球突出、眼睑退缩、眼睑迟落、眼睑肿胀、眼睑闭合不全；视功能障碍，如斜视、复视、角膜和结膜病变、视力下降。严重者由于视神经受压，

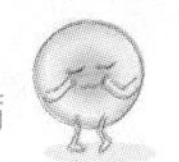

或暴露性角膜炎致穿孔会导致致盲性的损害。

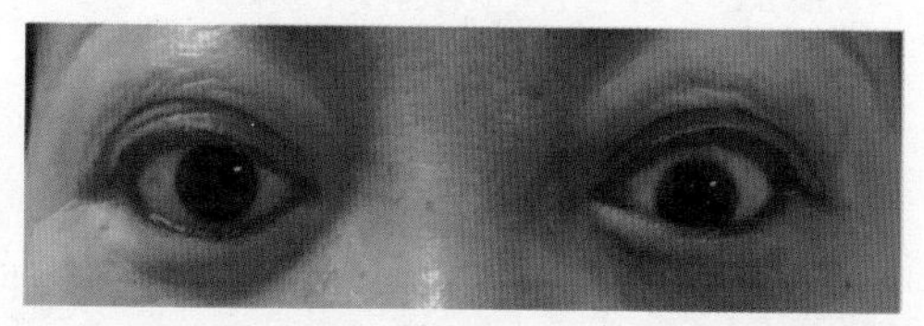

甲状腺相关眼病的治疗原则：①戒烟。②伴甲状腺功能异常者，应到内分泌科就诊，治疗原发病，尽早使甲状腺功能恢复正常。③眼部对症治疗：应用人工泪液、眼用凝胶眼膏、佩戴湿房镜等，减轻眼睑闭合不全导致的眼部刺激症状。④保守治疗：糖皮质激素、眼眶放射治疗、免疫抑制剂等。⑤手术治疗：包括眼眶减压、眼肌手术和眼睑手术。

手术适应证：实际上无论临床症状轻重，无论疾病处于哪个阶段，均有一定的手术适应证。手术治疗适用于病情稳定的患者，目的是维持视神经功能、保护角膜不暴露、改善外观。目前国际公认的甲状腺相关眼病的手术治疗分为三个步骤：眼眶减压术、眼肌手术、眼睑手术。通常甲状腺相关眼病需要一种以上的手术治疗。

第一步：眼眶减压手术。使眼球回退，改善暴露性角膜炎和解除视神经受压。

我们的眼眶有内、外、上、下四个壁，通过眶减压手术打开部分眶壁、去除适量脂肪组织，可达到“扩容减压”的作用。眼眶减压的效果与眶壁减压的数目有关，减压涉及的眶壁数越多，效果越明显。眼眶减压的手术方式取决于患者眼球突出的程度、眼部受累轻重等综合因素，医生会根据患者的病情，和患者充分沟通后再制定合适的手术方案。

第二步：眼肌手术。

有些甲状腺相关性眼病的患者在眼眶减压手术后都存在以下的困扰，那就是眼球向某个方向偏斜，不能自如转动，影响美观！同时还有视物重影，不能阅读、不能开车，甚至不能走路！这些都是术后眼外肌失衡惹的祸！每只眼有6条眼外肌保持眼球的运动平衡，眶减压术后眼眶内容积发生变化，眼外肌的位置和牵拉力大小、方向都会发生变化，加之甲状腺相关眼病使眼外肌炎症受累甚至纤维化，眼外肌失去平衡，从而产生复视、斜视、眼球运动障碍。部分患者可依靠自身调节机能逐渐恢复，因此加强眼球运动有利于病情的改善。如果眶减压术后仍有复视，待眼球回退、视力不再下降，才能在术后3～6个月后考虑行眼肌手术矫正斜视和改善复视。

第三步：眼睑手术。斜视矫正术稳定后3～6个月可考虑行眼睑手术，矫正眼睑退缩，改善外观。

对于面临角膜穿孔、视神经严重受压导致视力下降或丧失风险的患者，即使甲功尚未稳定也需要紧急行眶减压手术以挽救视力，但这样可能会诱发甲状腺危象，增加手术风险等。所以还是建议积极治疗原发病，甲功稳定半年以上再行手术治疗较为稳妥。同时，甲状腺相关眼病的手术治疗只是一种“治标”的对症治疗，术后也必须保持甲功正常。甲状腺功能不稳定，会再次诱发甲状腺相关眼病的进展和复发。

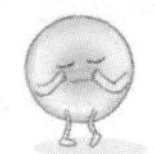

12. 什么是眼眶蜂窝织炎？如何确诊？如何治疗？

答：眼眶蜂窝织炎是一种波及眼眶组织的急性细菌性感染性疾病。多见于眶周围结构感染灶的眶内蔓延，最常由鼻窦、口腔及牙齿、牙龈的感染灶蔓延引起；其次来源于面部的感染，如疖、疮、蚊虫叮咬等；眼眶外伤的异物滞留、眶内囊肿破裂、全身感染（如肝脓肿、肺脓肿等）经血行播散、败血症或全身免疫低下者均可致眶蜂窝织炎。常见的症状有眼睑和眼眶部皮肤红、肿、热、痛，结膜充血水肿，眼球突出，眼球运动障碍等，严重者可有全身中毒症状，如发热、恶心呕吐，可因波及海绵窦而危及生命。

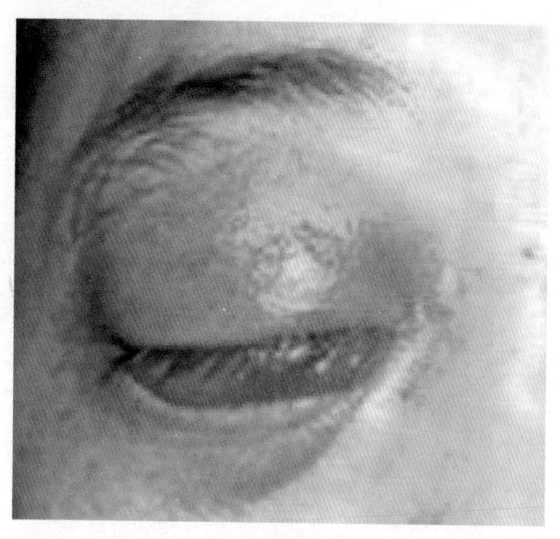

患者发热，有上述症状和临床表现，结合血常规白细胞升高、眼眶 CT 或 MRI 即可确诊。

确诊眼眶蜂窝织炎后应该早期治疗原发病灶；尽早应用足量广谱抗生素，适当应用糖皮质激素；眼部使用抗生素眼药、眼膏。当眼部影像学检查发现有明确的脓肿形成时，可行切开引流。

13. 医生说我眼眶里长肿瘤了，不手术能好吗？

答：眼眶肿瘤分为良性和恶性两种，一般情况下早期的眼眶肿瘤患者无异常感觉，只有当肿瘤长到一定程度时才会引起相应的症状（如：眼球突出、视力下降、视物重影等）。一旦发现眼眶长了肿瘤，应立即去专业医院进行诊查，根据肿瘤的位置、大小、形态、视力等因素决定是否进行手术。

眼眶还有一种原因不明、发病率较高的炎性病变，称为眼眶炎性假瘤。炎性假瘤并非真正的肿瘤，而是一种免疫反应性疾病，具有炎症和占位的双重效应。眼眶炎性假瘤可引起疼痛、眼睑红肿、球结膜水肿等症状，需要眼眶 CT、B 超等检查进一步确诊。治疗效果与病变的组织类型密切相关，如淋巴细胞浸润型对糖皮质激素和放疗敏感；而纤维组织增生型可行眼眶理疗软化瘢痕、减少纤维化；混合型以手术治疗为主。

14. 眼皮老跳是怎么回事？需要治疗吗？

答：在日常生活中频繁发生眼皮跳的时候，我们就会想起那句老话“左眼跳财，右眼跳灾”。正常情况下，我们的

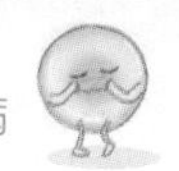

眼睛每眨眼一次，眼皮就会跳动一次。但是因为正常情况下眼睑肌肉纤维的收缩力度较弱，所以一般不会察觉到眼皮的明显跳动。

短时间的眼皮跳动是生理性的，多半由于紧张、疲惫、压力过大、睡眠不足等原因引起，不用过分担心，只要充分休息、减除压力、保持心态平和，很快就会逐渐缓解，一般无需特殊治疗。

长时间的眼皮跳动就要引起注意了，应该及时去医院就诊，排除某些疾患。眼皮频繁跳动是眼轮匝肌及提上睑肌在神经异常冲动支配下发生的痉挛或颤动，带动眼睑的皮肤随之抽搐，临床上称之为“眼睑痉挛”。结膜或角膜的炎症都会引起眼皮跳的症状，需用滴眼液、眼膏治疗炎症，对症下药。单纯眼睑痉挛的治疗包括充分休息，营养神经药物治疗，局部注射肉毒杆菌，甚至包括手术治疗改善症状。如果眼睑痉挛逐渐加重，甚至引起面部肌肉不自主的抽搐，这可能是因为同时合并了面肌痉挛或梅杰综合征，就需要到医院进一步诊治了。

所以看似平常的眼皮跳大有玄机，需要细心观察，病因不一样，治疗、恢复时间也不一样，应采取个性化的治疗。

15. 眼睛看上去大小不一样是怎么回事？

答：人体总体外观上是对称的，但是仔细观察细节你也许就会发现很多不一样的地方，比如双眼、双手、双脚、双耳和双侧脸型等都是不完全对称的。其中最明显的就是双眼一大一小，俗称“大小眼”。一般出现“大小眼”这种现象有两种原因：①睑裂高低不一致；②眼球突出大小不一致。前者是由于双眼负责抬举眼睑的肌肉（即提上睑肌）力量一大一小，导致上睑缘的位置一高一低，严重者肌力差的那只眼睛会出现上睑下垂；后者则是常见于甲状腺相关性眼病，眼眶的炎症、肿瘤、外伤，海绵窦血栓形成，单侧高度近视或发育不良等。无论哪种情况都会影响美观，都需要到医院就诊治疗来改善外观，让自己拥有一双漂亮的眼睛。

16. 两岁宝宝眼睛下面发紫是怎么回事?

答：小宝宝由于眼睑的毛细血管丰富，加之皮肤角质薄，所以容易出现眼睛下面发紫、类似黑眼圈的表现。这种情况一般不用太担心，随着年龄增长会逐渐改善，建议保证孩子充分休息、睡眠环境安静、睡前少饮水、均衡饮食等。少数情况下，一些心肺疾病引起的缺氧也会导致上述情况，所以，如果宝宝的黑眼圈随着年龄增长并没有消失，或长期还合并一些缺氧症状，那就应该去医院儿科进行系统检查。

17. 复视是怎么回事?

答：我们从外界获取的大部分信息都是通过眼睛来提供的，如果把一件物品看成了两个，那么很有可能是患上了复

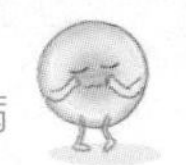

视。什么是复视呢？常称为重影，即同一物像落于视网膜上非对应点，大脑的视觉中枢不能将其融合而出现的视物成双，分为单眼复视和双眼复视。

（1）单眼复视：遮盖一只眼后复视不能消失，单眼视物仍出现复视，发病因素多为眼科疾病，如近视、散光、虹膜根部离断、多瞳、晶状体半脱位等。

（2）严格意义上经典的复视指双眼复视，一眼发生偏斜后物体无法落在斜视眼视网膜的中心凹上，导致同一物体不能成像在双眼视网膜对应点上，遮盖一眼后复视可消失。支配眼球运动的6条眼外肌起到协调的作用，但当眼外肌本身疾患或神经支配出现了问题，就会引起双眼复视，包括眼部疾病（如甲状腺相关性眼病、炎性假瘤、眼眶肿瘤、外伤等）、脑部肿瘤、脑出血与梗死、脑部外伤或手术、中枢性疾病、全身疾病等。

因此，不要单纯认为复视是眼部疾病所致，还可能存在其他因素，建议及早就医。接诊医生会根据患者的病史、临床表现及体征初步明确病因，通过进行一系列的相关检查明确引起复视的程度和原因，从而对症治疗。

18.“烂眼角”是什么病?

答：临床中经常看到患者的眼角感染发炎、皮肤糜烂甚至裂开，俗称“烂眼角”。如果是睑缘出现局部红肿、刺痛、脱屑、溃疡等症状，可能是睑缘炎，需要保持眼部清洁，睑缘外用抗生素、激素眼药膏等。如果眼角红肿、疼痛并伴有水疱，可能是病毒性睑皮炎，建议注意休息，保持眼部清洁，应用抗病毒滴眼液、眼膏等。眼角感染发炎的原因多种多样，建议到医院详细诊治，不能自行用药，以免延误病情。

19. 眼睑黄色瘤怎么办？

答：门诊经常会遇到中老年女性患者，因为眼睑长了黄色的斑块而苦恼，造成美观上的困扰。眼睑黄色瘤常见于老年人，可发生于遗传性血脂过高、糖尿病和其他继发性血脂过高的患者中，但也有些患者血脂正常。此病好发于女性，多位于上睑内眼角附近，有时下睑也有，常为双侧，呈柔软的扁平黄色斑块、略微隆起，与周围正常皮肤的境界清楚。眼睑黄色瘤实际上并非肿瘤，而是类脂样物质在眼睑皮肤组织中的沉积，可行手术切除治疗。

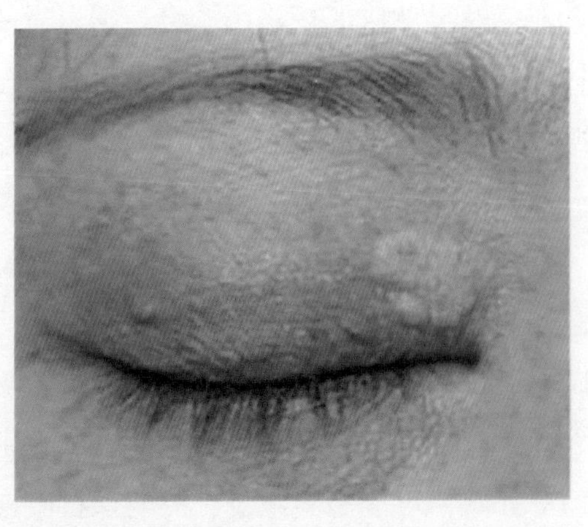

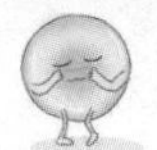

20. 一化妆眼皮就肿是怎么回事？

答：一化妆眼皮就肿了，说明眼皮发生了过敏反应，可能还会出现眼皮红肿、发痒、皮疹、水疱甚至脱屑的表现，这种现象称之为“接触性睑皮炎”。其过敏原就是使用的化妆品，所以要立即停止使用化妆品，脱离过敏原；急性期应用生理盐水或0.3%硼酸溶液进行冷湿敷；局部应用糖皮质激素滴眼液、眼膏，但不宜包扎；全身应用抗过敏的药物。过敏反应严重时可口服激素。严重者需要医院及时就诊，以免延误病情。

第十篇

泪道疾病

1. 泪道疾病是一种什么样的疾病?

答: 泪道疾病是一个比较笼统的概念，从小的方面来讲是泪道阻塞、泪小管炎、泪囊炎、功能性溢泪等疾病；从大的方面来讲是指发生在泪点、泪小管、泪总管、泪囊、鼻泪管部位的疾病以及其他引起泪液引流功能下降的疾病。

2. 泪道疾病有哪些?

答: （1）发生在泪点部的常见疾病：泪点狭窄、泪点闭锁、泪点肿物等。

（2）发生在泪小管部位的常见疾病：泪小管炎、泪小管狭窄、泪小管阻塞、泪小管断裂等。

（3）发生在泪总管部位的常见疾病：泪总管狭窄、阻塞等。

（4）发生在泪囊部位的常见疾病：急、慢性泪囊炎，泪囊结石，泪囊囊肿，泪囊良恶性肿瘤，泪囊外伤等。

（5）发生在鼻泪管部位的常见疾病：鼻泪管阻塞、鼻泪

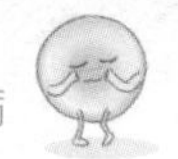

管良恶性肿瘤、鼻泪管外伤等。

（6）引起泪液引流功能下降的常见疾病：功能性溢泪以及上述多数疾病等。

3. 迎风流泪怎么办？

答： 迎风流泪，很多人都经历过，有人觉得流泪后擦干了即可，无所谓，有人会乱用一些眼药水，但往往效果不好，甚至导致眼干、眼涩等不舒服的症状。如果“迎风流泪”的症状严重影响了您的生活，我们建议您到医院就诊，由专科医生鉴别“流泪”的原因是什么。

一般“流泪”的原因包括“上水”过多或者“下水道”变细两方面。也就是我们说的泪液分泌过多和泪道引流功能下降。泪液分泌过多的原因有很多，常见的疾病有眼部炎症、睫毛倒睫、异物等；导致泪道引流功能下降常见的疾病有泪道狭窄（泪点、泪小管、泪总管、泪囊、鼻泪管的狭窄）、泪道阻塞、泪囊炎以及功能性溢泪等。上述疾病都需要专科医生鉴别诊断。

4. 我经常流泪，医生说我泪道阻塞了，是不是经常冲洗泪道就能治疗泪道阻塞？

答： 不会的。经常冲洗泪道不仅不会让泪道通畅，而且由于冲洗泪道并非无创，有时还会增加阻塞点，从而加重原有疾病，使疾病更加复杂化，增加医生治疗的难度。我们分析有以下原因：泪道的解剖结构从上到下分别为泪点、泪小管、泪总管、泪囊、鼻泪管，另外还有一些瓣膜结构，这些位置发生阻塞以后用泪道冲洗的方式是很难冲开的，就算偶尔用加压冲洗后，较轻的泪道阻塞患者偶尔会感觉有少许盐水流入口鼻，似乎是通开了，很快又阻塞了症状就会再次出现，根本达不到永久治疗的效果。所以我们建议您如果有流泪症状就到眼科进行专业的诊治。

5. 泪道阻塞需要做手术吗？

答：是的，一般需要手术治疗。

泪道解剖结构复杂，泪道内任何部位发生阻塞都会引起溢泪、溢脓或其他临床症状，正如前面的提问和解答，对于较轻的阻塞，我们在冲洗泪道时部分冲洗液可以流入口鼻，但阻塞处一般很快就恢复到冲洗前的状态，一般需要手术才能达到永久治疗的目的。根据术前检查判断阻塞部位、阻塞程度、有无感染等情况不同，我们会给患者实施不同方式的手术。手术成功率虽然不是百分之百，而且有发生并发症的可能，但到目前为止仍然是最有效的治疗手段。我们也期待医学技术、设备、材料等的进一步发展，尽早研究出更加有效且创伤更小的治疗方法。

6. 我眼睛经常有眼屎，这正常吗?

答：这是不正常的。

眼分泌物增多常见于细菌、病毒感染性结膜炎或角膜炎，眼外伤，物理化学刺激，过敏反应，营养缺乏，寄生虫感染，另外还有泪小管炎、泪囊炎等泪道感染性疾病。这些都需要专业的医生进行鉴别诊断，其中一些疾病是需要手术治疗才能治愈的。所以建议您不要自己盲目点眼药或认为没事而不进行治疗，最好到医院就诊，医生会在诊断疾病后对因对症治疗，以免贻误诊治造成不必要的痛苦。

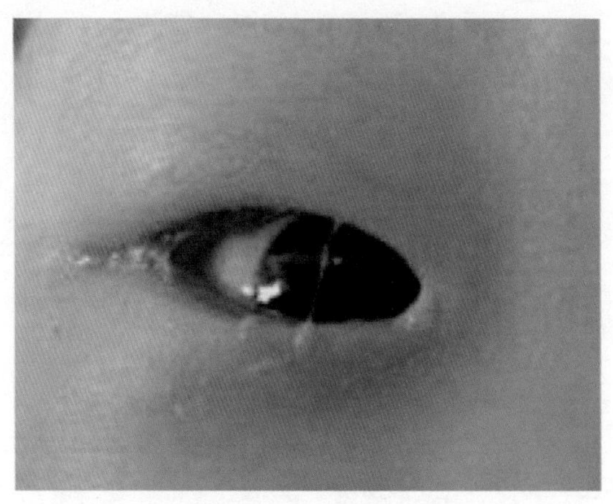

7. 小孩流泪是怎么回事？要怎么处理?

答：小孩不自主流泪多见于一些疾病，比如先天性鼻泪管阻塞、新生儿（或婴幼儿）泪囊炎、先天性泪囊囊肿、先天性无泪道等。另外，还有一些刺激眼部导致流泪的疾病，常见的疾病有眼部感染、倒睫、异物等。这些情况都建议您带上小孩到医院就诊，得到专业的诊治。

当然，如果小孩流泪是因为您欺负了他，最好的处理方法还是好好地安慰他了。（O ^ ～ ^ O）

8. 小孩出生后眼屎多是怎么回事？

答： 小孩出生后眼屎多有很多种原因，比如前面提到的先天性鼻泪管阻塞、新生儿（或婴幼儿）泪囊炎、先天性泪囊囊肿等先天性泪道疾病，还有急性结膜炎、角膜炎等均可导致小孩眼分泌物增多，您需要到医院请眼科医师进行鉴别诊断后再做针对性治疗。

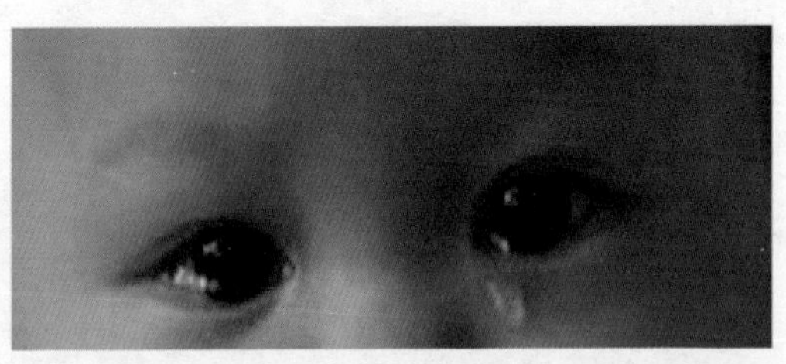

9. 小孩泪道堵了，泪道探通最好在什么时候做？

答： 对于先天性鼻泪管阻塞的治疗原则，目前国内外尚无统一标准，国内多数专家认同的小儿泪道探通术的时间为

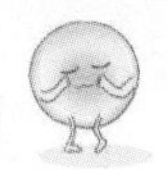

6～8个月。6个月之前一般可以通过按摩泪囊的方式改善症状，有的孩子在正确的按摩后可以彻底治愈，一般不需要药物治疗。但以下两种情况可以提前做泪道探通或手术：

（1）合并有先天泪囊羊水囊肿的患儿行泪囊按摩无效，即可探通泪道。

（2）有过泪囊炎急性发作的，急性炎症控制以后就可探通。

10. 老年人流泪是怎么回事？需要处理吗？

答：正如前面提到的，一般“流泪”的原因是：泪液分泌过多和泪道引流功能下降。泪液分泌过多可能是因为患有眼部炎症、睫毛倒睫、异物等；导致泪道引流功能下降常见的疾病有泪道狭窄（泪点、泪小管、泪总管、泪囊、鼻泪管的狭窄）、泪道阻塞、泪囊炎以及功能性溢泪等。尤其功能性溢泪在老年患者中有较高的发病率，与眼睑皮肤肌肉松弛、结膜松弛以及泪阜肥大等因素有关。

以上情况都需要到医院进行诊断、治疗，不要自己点眼药、敷眼贴等，不仅无效，而且有可能造成眼干眼涩、眼部感染等风险。

11. 老年人内眼角有脓、发红是什么情况？

答：这种情况最常见的原因是细菌、病毒感染性结膜炎、

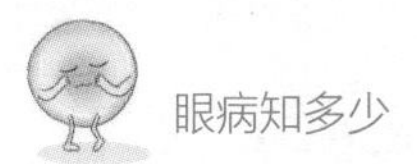

角膜炎，眼外伤，物理化学刺激，过敏反应，营养缺乏，寄生虫感染，泪小管炎、泪囊炎等。尤其泪小管炎、泪囊炎在老年患者中相对高发，临床上也相对容易误诊，值得注意。

12. 泪囊炎能保守治疗吗？点眼药水能好吗？

答：保守治疗、点眼药是不能治疗泪囊炎的。

所谓“流水不腐，户枢不蠹”，泪囊炎通常继发于鼻泪管狭窄或阻塞，使泪液滞留伴发细菌感染而导致结膜囊内出现大量带菌分泌物，长期大量分泌物滋生可导致角膜溃疡等情况发生。眼药水局部点眼仅能在一定程度上预防分泌物倒流入眼结膜囊造成的结膜、角膜等眼部感染，和一般的保守治疗一样，并不能疏通泪道从而治疗泪囊炎。泪囊炎目前首选的治疗方案仍为手术治疗。

13. 平时流泪明显，但去医院做了泪道冲洗竟是通畅的，为什么？

答：生活中流泪的原因有很多，如眼部炎症、视疲劳、倒睫等都会导致流泪，这些疾病在泪道冲洗时毫无疑问是通畅的；另外即便是泪道疾病引起的“流泪”，有一些在泪道冲洗时也是通畅的，比如泪点狭窄、功能性溢泪等；即使是泪道狭窄等这类非完全阻塞性泪道疾病，因在泪道冲洗时有注射器增加水压因素的影响，也可能会表现为冲洗液入咽，

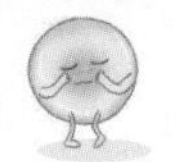

即所谓的“泪道通畅”，这类患者在泪液自然引流状态（无外力加压）时还会表现流泪症状。

14. 怀疑自己泪道堵了应该做什么检查?

答：（1）常用且易于操作的检查有：

①泪道染料消失试验：将荧光素钠溶液点入眼结膜囊后，观察染料在结膜囊残余量和结膜表面的染色程度，来初步判断泪道排泪功能的检查。判断标准：正常为 5 ～ 15 分钟，15 ～ 20 分钟表示泪道狭窄，＞ 20 分钟则提示泪道阻塞。

②尝味试验：临床多用带有味道的 0.25% 氯霉素滴眼液滴于结膜囊，氯霉素随着泪液的排泄通道排于咽部引起苦味刺激，用于判断泪道是否通畅。判断标准：时间≤ 15 分钟表示泪道通畅；＞ 15 分钟无反应提示泪道阻塞（味觉障碍者有待排除）。

③泪道探查冲洗：是诊断泪道疾病的重要检查方法，通过泪道探查冲洗可以初步判断有无狭窄、阻塞，有无管壁粗糙，有无沙砾感，有无黏液性、脓性、黄色颗粒样物或者血性分泌物，为泪道疾病的诊断提供依据。

（2）特殊检查：鼻内镜检查，泪道内镜检查，泪道造影放射检查：X 线、CT、MRI、泪道 B 超、UBM 等。

15. 我做了泪道插管手术，术后应该注意什么?

答:（1）遵医嘱眼药水点眼。预防感染、局部抗感染治疗。

（2）内眼角，也就是我们说的内眦部，在这里有人工泪管少量暴露区域，勿用手触碰，擦泪、洗脸时应采用由外向内的方向进行，防止人工泪管被擦出脱落。

（3）泪道引流管的两端位于鼻腔内，所以要轻擤鼻涕、打喷嚏，并用手按于内眦部，以防气流及鼻腔分泌物上窜，进入结膜囊造成感染。

（4）遵医嘱复查、冲洗泪道。通过复查医生可及早、及时发现并发症，进行针对性处理，如泪点息肉的去除、抗炎药物的泪道冲洗等，这样可以将部分并发症消灭在萌芽之中，提高手术远期成功率。

（5）遵医嘱按时拔除泪道引流管。泪道引流管对我们身体来讲属于异物，虽然对泪道可起到支撑作用，但同时也有阻塞作用，所以应在适合时机需遵医嘱来院拔除引流管。

（6）避免摄入辛辣刺激类及能引起身体过敏的食物，避免大量饮酒。

16. 我要做泪道插管，什么材料的比较好?

答: 目前常用的泪道引流管大多为硅胶材料，生物相容性较好，且硬度柔软适中，可隐藏式、长时间放置，建议选择。

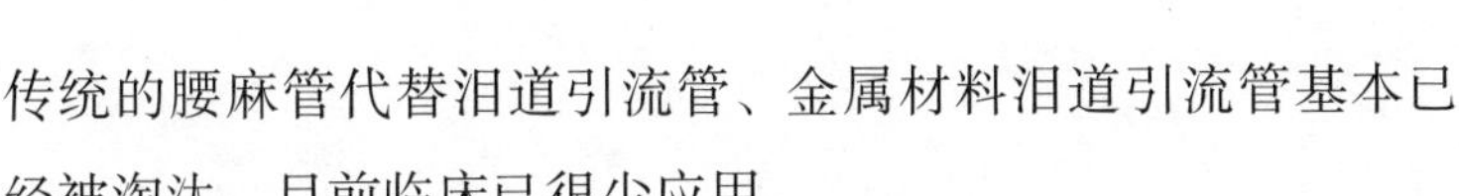

传统的腰麻管代替泪道引流管、金属材料泪道引流管基本已经被淘汰，目前临床已很少应用。

17. 泪道置管术后几个月拔管?

答：泪道引流管置入泪道内可以起到支撑作用，是泪道置管术后的过渡方法。根据患者泪道阻塞部位不同、引流管类型不同，以及引流管组织相容性问题等因素，患者拔管时间不同，一般 3 ～ 9 个月后可遵医嘱拔除。

18. 泪道插管后还流泪，是不是没成功?

答：您不要紧张，泪道插管后还流泪并不一定意味着手术没成功。

引流管置入泪道内是起支撑作用，并非引流作用，所以泪道插管术后的早期人工泪管置入状态时相当于置入的人工泪管填充在了患者原有泪道内，这时患者有溢泪症状也属正常现象。如果术后已经拔管但仍然存在溢泪症状，那么很有可能存在泪道的狭窄或者阻塞，但也不排除还同时存在其他因素导致的溢泪，比如功能性溢泪等，这时就需要到医院就诊，医生会根据症状、体征、诊断性泪道冲洗或其他泪道检查等判断是否存在泪道问题或需要进一步治疗。

19. 我得了泪囊炎，需要摘除泪囊吗?

答： 患泪囊炎以后病人出现的溢泪、溢脓或急性炎症反应等症状，一般通过手术治疗即可治愈。目前最常用的治疗方式有：鼻内镜下泪囊鼻腔吻合术（EDCR）、泪道再通人工泪管置入术、泪囊鼻腔吻合术（DCR）等。所谓“流水不腐，户枢不蠹”，以上这些术式都可以使泪道再次通畅，所以能从根本上治疗泪囊炎。而传统的泪囊摘除术虽然摘除了泪囊炎的发病部位，多数解除了溢脓问题，但患者的泪道并未通畅，所以患者会终身溢泪，并且还有一定概率发生残留泪道部位的炎症，再次出现溢脓症状。因此目前临床已很少采用。

20. 我得了泪囊炎，医生要给我做手术，请问最好做哪种术式?

答： 医学是一门不断发展、创新的学科，对任何疾病的治疗方式都不是一成不变的，目前鼻内镜下泪囊鼻腔吻合术（EDCR）对泪囊炎的治疗有较高的成功率，是临床上常推荐的术式。

21. 泪囊炎做完手术鼻梁会不会塌?

答： 不会的。

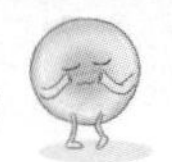

临床上治疗泪囊炎的术式有很多，比如：泪囊鼻腔吻合术（DCR）、人工泪道引流管置入术、鼻内镜下泪囊鼻腔吻合术（EDCR）、经泪小管内镜泪道成形术、泪道球囊扩张术、结膜泪囊鼻腔吻合术等，这些术式术后对鼻梁的形态都没有影响。就算部分术式需要去除的骨质为部分上颌骨额突及部分泪骨，由于这些骨质并不参与鼻形态的构成，所以也不会造成塌鼻梁，有这方面顾虑的患者完全可以放心。

22. 我得了急性泪囊炎，现在还红肿，可以手术吗？

答：急性泪囊炎是一种泪囊及其周围组织的急性化脓性炎症。临床表现为泪囊区红、肿、热、痛，肿胀蔓延到鼻根部、颊部，疼痛放射至额部及牙齿，触压痛明显。治疗原则为控制感染、局部引流、避免并发症。既往认为泪囊炎急性期不能行鼻腔造口引流手术，担心感染可能扩散，但随着手术技术的微创化及理念的更新，急性泪囊炎患者在泪囊脓肿形成并局限后，全身状况许可时，早期可行内窥镜下泪囊鼻腔造口引流手术，可有效、快速地控制急性泪囊炎及泪囊周围炎症，同期行泪道重建后，疾病恢复快、面部无瘢痕，缩短了治疗周期，节约了医疗资源，而且减少了全身使用抗生素的用量，降低了药物不良反应的发生率。

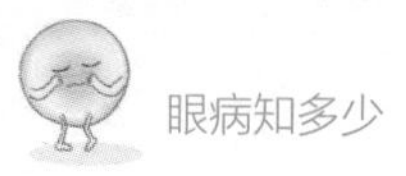

23. 我做了泪囊炎鼻内镜手术，术后不复查有哪些危害和风险？

答： 虽然经鼻泪囊鼻腔吻合术（EDCR）在治疗泪道阻塞性、感染性疾病中有较高的成功率，但仍然有少数患者在术后会出现这样或者那样的并发症，比如造瘘口黏膜异常增殖、切口处息肉生长等原因造成的造瘘口堵塞，这些情况如果在术后复查中提早发现，多数是可以处理的，这样就降低了手术失败的概率。如果因为不复查而错过挽救的机会可就得不偿失了。

24. 我家小孩是先天性泪囊炎，该怎么治疗？

答： 目前国内多数专家认同“阶梯形治疗”方案，即在患儿 4 个月之前采用观察，泪囊局部按摩、点眼药的方法，大部分患儿能在这段时间内自愈或被治愈；4 ～ 6 个月时做泪道加压冲洗；6 ～ 8 个月时做泪道探通；8 ～ 12 个月时做置管术；1 岁时做经鼻窥镜泪囊鼻腔造口术。

25. 眼泪中有血，这是怎么了？

答： 眼泪中带血，也就是我们所说的“血泪”，为临床少见病，应引起注意，建议到医院就诊。泪中带血可以为稀薄的血性泪液、血性分泌物、鲜血等。由于病因不同，导致

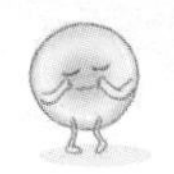

血泪的症状和程度也大有不同，比如稀薄的血性泪液通常提示泪湖周围组织的病变：眼睑、结膜、泪腺组织的病变或损伤等；血性分泌物常见于泪囊病变，特别是同时有溢脓者；血管形态及功能异常及恶性病变的患者可能因血管破裂而造成泪中有鲜血；血泪若与月经同周期发作，通常提示为子宫内膜异位症；血泪还可以继发于鼻出血阻塞高压返流入眼或其他全身性疾病如血液病、高血压、糖尿病等。所以，如果出现这种症状，建议患者到医院就诊，让专业的医生进行诊断、寻找病因，并进行治疗。

26. 医生说我得了泪小管炎，请问泪小管炎有什么症状？怎么治疗？

答: 泪小管炎的患者会感觉有分泌物增多（脓样、渣子样）、眼红、溢泪、泪中带血等症状，也就是说我们平时出现的眼屎增多、眼红不一定都是“红眼病”，也有一部分是泪小管炎，这也是很多患者甚至医生容易误解、误诊的地方，尤其当“红眼病”久治不愈、反复发作时更应该引起注意。泪小管炎与结膜炎有一个很好的鉴别点就是分泌物来源位置的区别，首先注意内眼角（泪点及周围区域）是否红肿或有息肉生长，挤压内眼角如有脓样甚至渣子样的分泌物流出，这种情况一般就是泪小管炎了。泪小管炎的治疗原则主要为清除泪小管内的病灶、抗感染治疗。对于多数泪小管炎的患者，如要彻底清除泪小管内的病灶，如结石、炎性息肉等，需行避开泪点切开泪小管并去除泪小管病灶。少数结石颗粒小不伴息肉形成的患者可以在裂隙灯下挤压泪小管，促使结石逆向移动，从泪点排出。总之，仅仅滴眼药水等是不能治疗泪小管炎的。

27. 多年前外伤后泪小管断裂，没治疗，现在还能治吗？

答：可以的。由于多种原因，泪小管断裂没有行吻合手术，或者虽然做了吻合手术但泪小管仍不通畅的，就是我们所说的“陈旧性泪小管断裂”。由于眼睑和泪道错位愈合，瘢痕严重，会导致寻找泪小管鼻侧断端困难，故手术难度较新鲜泪小管断裂要大。

陈旧性泪小管断裂患者往往伴有溢泪、内眦部畸形、皮肤瘢痕，严重影响患者的生活质量和外观改变，患者治疗愿望强烈。随着手术理念、设备的更新，陈旧性泪小管断裂手术成功率也有了很大的提高。

28. 上泪小管断裂需要接吗？

答：需要。

上泪小管作为泪道结构的重要组成部分，有其重要的生理功能。

首先，上泪小管是重要的泪液引流通道。既往认为上泪小管引流占全部泪液的 20%，下泪小管引流大部分泪液，故综

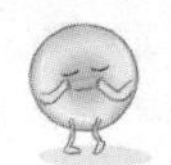

合考虑经济、技术等多方面因素，医生多向患者交代可不行上泪小管吻合手术而直接进行皮肤裂伤缝合。但上述理论并没有形成共识。近年来随着泪道临床与基础研究的逐步深入，尤其泪道虹吸功能的证实，上泪小管 20% 功能的理论遭到了质疑，上泪小管泪液引流的重要性也逐渐引起医学界重视。

其次，随着泪道手术理念、设备的提高，近年来泪道手术得到了长足发展，上泪小管已可作为很多泪道手术的入路，上泪小管吻合术也不再是复杂的术式。

另外，外伤等各种原因导致的任何人体解剖结构的改变理论上都需要复位，以防止因当前医学局限性而导致错过良好的治疗时机。

最后，随着生产力的不断提高，医学的不断发展，人们对生活质量的要求也在逐渐提升。目前倾向于无论是上、下泪小管断裂，在有条件的情况下均应行吻合手术。

第十一篇

眼整形美容

1. 什么样的人适合开眼角？

答：睑裂长度较短，内眦赘皮明显遮挡泪阜，易导致双眼皮术后不自然，内侧看不到重睑线，眼睛看起来短圆，影响美观。开内眼角后能明显拉宽眼裂，使眼型纤长优美。

也有部分睑裂异常短的例如小睑裂综合征的患者需要开外眼角。

对于正常人群一般只开内眼角，不开外眼角。

2. 双眼皮手术分为哪几种类型？

答：双眼皮的手术方法一般分为三类，分别是埋线、小切口、全切。

埋线双眼皮是通过将缝线埋藏在皮下和睑板之间，使两者之间发生粘连，从而形成重睑。优点是没有明显的手术切口，没有瘢痕形成，缺点是手术效果不持久，缝线脱失后双眼皮变浅或者消失。

小切口双眼皮是在上睑皮肤做三个或者几个小的切口，去除部分眼轮匝肌和脂肪，最后带睑板缝合皮肤切口，从而

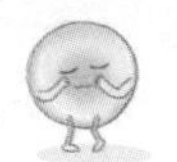

形成双眼皮。优点是切口小，愈合快，瘢痕小，缺点是不能去除多余的松弛的皮肤。

全切双眼皮是指将上睑皮肤横行切开，去除多余的松弛皮肤、脂肪、轮匝肌后，最后带睑板缝合切口皮肤。优点是能够适当地去除松弛的皮肤，缺点是瘢痕长，损伤大，愈合慢。

3. 肉毒素是什么？

答：肉毒素，又称肉毒毒素或肉毒杆菌毒素，是肉毒杆菌在繁殖过程中所产生的一种神经毒素蛋白。肉毒毒素是 150kD 的多肽，它由 100kD 的重链和 50kD 的轻链通过一个双硫键连接起来。根据其毒性和抗原性不同，分为 A、B、Ca、Cb、D、E、F、G 等 8 个类型。我们临床中最常用的是 A 型肉毒素。

4. 肉毒素注射可以解决所有皱纹吗？除皱需要多长时间打一次？

答：一般来说皱纹分为动态皱纹和静态皱纹，肉毒素只可以去除动态皱纹。肉毒素代谢的时间是 3 ～ 6 个月，因此除皱需要 3 ～ 6 个月打一次。

5. 眼皮抬不起来，可以做双眼皮矫正吗？

答：眼皮抬不起来，首先应该判断是单纯的眼睑皮肤松弛还是因为上睑下垂引起的，如果因为眼睑的皮肤松弛，可以通过双眼皮手术通过去除松弛的皮肤来进行矫正；如果是因为上睑下垂，单纯的双眼皮手术是达不到抬眼皮效果的，需要通过双眼皮的手术切除进行提上睑肌的缩短或者额肌的悬吊来矫正。

6. 什么是美容缝合？

答：美容缝合是将患者的手术切口缝合得更加美观，使疤痕看起来不明显的缝合方式。患者进行美容缝合前，需进行彻底的清创，以免发生感染。此外，去除坏死的组织也有利于优化组织的对线轮廓。若患者伤口张力较大，可以进行皮下缝合或者减张缝合，最后在皮肤上使用较细的美容缝线封闭伤口。

7. 美容缝合需要拆线吗？会留疤吗？

答：一般来说只要伤口到达真皮层，都会有疤痕，美容缝合可以最大程度地减小瘢痕的形成，但并不是没有瘢痕。是否需要拆线，应根据美容缝合皮肤时使用的线来定，如果是皮内缝合线埋于皮内，则不需要拆线；如果缝线暴露于皮肤表面，则需要拆除。

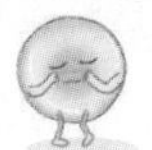

8. 眼袋是怎么形成的？

答：眼袋通常有两种：一种是先天性眼袋，很多小孩或者小姑娘 17 ～ 18 岁就有明显的眼袋，表现为这种可能跟遗传有关系，一般这种情况父母都有比较明显的眼袋；另外一种眼袋是老年性的眼袋，下睑皮肤松弛下垂。眶隔的作用是限制眼眶内的脂肪向外突出，随着年龄增长，眼眶松弛，无法限制脂肪突出，然后脂肪就向外疝出形成了眼袋。

9. 眼角皱纹多是什么原因？和爱笑有关吗？

答：眼角皱纹多是因为衰老引起的眼部皮肤松弛、胶原的流失导致的皮肤弹性下降而造成的，这属于正常的生理现象。即使是不爱笑，随着年龄的增长，也会逐渐出现皱纹。

10. 孩子多大可以做双眼皮手术？

答：孩子超过 18 周就岁可以做双眼皮手术。成年之后眼睛已经发育到正常稳定的一个状态，做双眼皮手术不会对眼睛的恢复造成影响，另外，成年以后孩子心理更成熟，更容易接受与耐受手术。

11. 孩子倒睫，什么程度需要手术？多大年龄可以做手术？

答： 孩子倒睫如果损伤到角膜，则可以考虑手术。10 岁以下的孩子可以通过全麻进行手术，10 岁以上的孩子可以局麻进行手术。

12. 倒睫做完之后就不会再犯了吗？

答： 倒睫手术有复发的可能性，但一般来说复发的可能性很小，即使复发也可以再次手术矫正。

13. 睑缘长小肿物，切掉之后会留疤吗？

答： 睑缘出现小肿物后，如果采用手术去除，是否留疤取决于手术的切口方向。如果切口平行于睑缘，疤痕不会很明显；如切口垂直于睑缘，会留下少许瘢痕。

14. 眼皮有黄色斑块是什么？什么时候可以做手术？

答： 一般来说眼皮上长的黄色肿物最常见的是睑黄瘤，多发生于上睑，也有长在下睑的，一般双眼对称生长，部分患者体检可发现血脂异常。建议越早手术切除越好，损伤小，瘢痕小，对外观的影响也小。

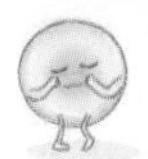

15. 眼袋割了还会再长吗?

答: 做过眼袋手术后一段时间，随着年龄的增长，皮肤会逐渐再出现松弛，部分脂肪会再次出现脱垂膨出，因此眼袋手术一段时间后还会再长出新的眼袋。

16. 双眼皮贴贴久了会变成双眼皮吗?

答: 双眼皮贴贴久了会出现浅浅的双眼皮，但并不持久，而且还会加速皮肤松弛。

17. 眼睑痉挛采用中医针灸或者肉毒素注射哪个效果更好?

答: 肉毒素注射治疗眼睑痉挛目前是最简单且有效的方法，一般选取眼周的轮匝肌层次进行注射，注射一次 3 天后起效，药物作用持续时间为 3 ～ 6 个月，症状再次出现时可再次注射。目前也有学者在研究应用射频进行神经消融的治疗。

中医针灸可以辅助治疗，因为针灸能够疏通经络，调节面部气血，从而达到缓解症状的目的，多数患者经 3 ～ 6 次治疗后，病情会有一定程度的改善。眼睑痉挛的症状不同，治疗方法也不同。针灸一般采用风池、列冲、合谷等穴位。如果上睑痉挛，可以取鱼腰穴、头临泣穴；如为下睑痉挛，可以取四白穴、地仓穴治疗。

18. 双眼皮术后切口疤痕处，涂祛疤药有用吗？用什么药效果好？

答： 一般来说，双眼皮切口处都会留有疤痕，1 个月左右是瘢痕增生期时，瘢痕较明显，待 3 个月以后瘢痕逐渐消退。祛疤药可以在一定程度上减少瘢痕的形成，目前临床应用比较好的祛疤药是巴克。

19. 黑眼圈是什么原因造成的？黑眼圈应该怎么消除？

答: 黑眼圈，俗称“熊猫眼”，专业内称为“眶周色素沉着”，是临床上常见的一种面部美容问题，主要表现为两侧眼周区域的深色外观，呈棕色或青紫色，边界不清。出现黑眼圈的第一种原因：皮肤内色素增多，例如累及眼周的太田痣、褐青色痣、黄褐斑等。第二种原因：血管分布表浅，下睑处皮肤菲薄，仅有少量或无脂肪覆盖，使得皮下血管显露形成阴影。第三种原因：眼周皮肤松弛。随着年龄衰老，皮肤松弛、眶下脂肪流失会出现眼袋和泪沟，这些凹凸的皮肤轮廓会形成阴影。对于眼睑皮肤薄、泪沟、凹陷阴影形成的黑眼圈，可采用自体脂肪或透明质酸钠注射，补充眼睑下容量。对于因皮肤内色素增多和皮肤松弛引起的黑眼圈，可以通过光电治疗，例如 Q– 开关红宝石激光可以治疗色素性黑眼圈，点阵 CO_2 激光可以治疗色素性及皮肤松弛导致的黑眼圈。还有部

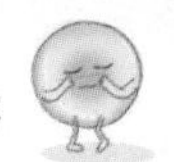

分患者使用微针治疗。

20. 煮鸡蛋能祛除黑眼圈吗?

答: 煮鸡蛋对于祛除黑眼圈有一定效果，但是只能达到辅助治疗的作用，并不能根治黑眼圈。煮鸡蛋主要利用热的鸡蛋在眼睑周围滚来滚去，可以促进眼睛周围的血液循环，同时也可以加速眼睛周围的代谢，一定程度上抑制体内的黑色素沉着，所以可对黑眼圈起到辅助治疗的作用。

21. 年纪大了，眼皮为什么也跟着越来越沉、抬不起来了?

答: 老年人随着年龄增加，会发生上睑不同程度的下垂，通常为双眼，也可能是单眼。原因是老年人皮肤肌肉松弛、乏力，提上睑肌腱膜薄弱，断裂或者变性所致，随着提上睑肌的力量越来越弱，因此会出现眼皮抬不起来的现象。

22. 肿眼泡可以通过双眼皮手术解决吗?

答: 肿眼泡一般是指眼睑浮肿，一种是由于熬夜、失眠、疲劳或者睡前饮用大量水而导致的后天性肿眼泡，另一种是上眼皮脂肪比较厚而且皮肤松弛所导致的先天性肿眼泡。先天性肿眼泡患者可以通过双眼皮手术进行消除，去除上睑中内侧脱垂、膨出的脂肪，外侧复位脱垂的泪腺即可有效解决

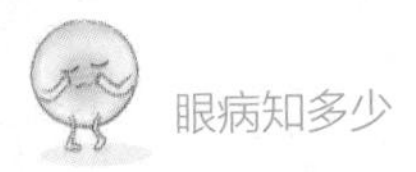

肿眼泡的问题。后天性肿眼泡消除方法有冷敷、按摩、改变不良的生活习惯，还应避免睡前大量饮水等。

23. 为什么有的人是单眼皮，有的人是双眼皮？

答：单眼皮和双眼皮与遗传有一定关系，单眼皮是隐性遗传，双眼皮为显性遗传。睁眼时睑裂开大主要由提上睑肌收缩引起，皮肤形成皱襞，即形成双眼皮。提上睑肌发育欠佳者或者肌纤维未附着在上睑皮肤，或只有少许肌纤维附着，当提上睑肌收缩时，上睑皮肤不会形成皮肤皱襞，在外观上就没有双眼皮形态，表现为单眼皮，或者只有不完善的浅双眼皮。西方人眶隔附着点距睑板上缘较远，眶隔脂肪少，不影响提上睑肌纤维附着于上睑皮肤，因而人群中双眼皮占大多数，单眼皮少。东方人眶隔附着点低，脂肪多，眶隔脂肪下垂于睑板前面，阻碍提上睑肌纤维附着在上睑皮肤上或使附着的肌纤维较少，因此，人群中单眼皮占大多数。

24. 我适不适合做双眼皮手术？

答：对于广大求美者来说，做完双眼皮手术以后都会有不同程度的改善。适不适合做双眼皮手术要从两个方面来考虑：第一，患者本身就存在一些眼部的疾病，比如眼部出现过一些皮肤过敏，眼球疾病，例如青光眼，或者眼内外存在炎症反应，这些情况下短期不建议做双眼皮手术。第二，对手术

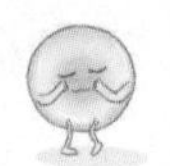

有不切实际的想法。如果做完手术以后能达到预期的结果，这个手术是可以做的，如果做完手术以后不能达到预期的结果，这个手术就一定要慎重考虑，是不是值得做。

25. 泪沟和眼袋有区别吗？

答：泪沟在下睑靠近鼻侧的部位，从鼻子内侧向外下方延伸的地方。而眼袋是在下睑缘隆起的软组织。泪沟是向内凹陷的，眼袋则是向外突出的。眼袋是因为眼眶脂肪向外隆起造成的，而泪沟是因为眶隔膜薄弱，而后又向下凹陷造成的。如果泪沟特别明显，可以做泪沟的填充；如果眼袋特别明显，可以做去眼袋手术。

26. 双眼皮埋线的方法有几种？

答：双眼皮埋线一般包括连续埋线、间断埋线、一点埋线三种方法。①连续埋线：最常用的是一线双针连续埋线，设计好双眼皮线，画 5 ～ 7 个点，从外睑板前筋膜进针，针沿着点再进针外睑板前筋膜，直至走到双眼皮线末尾。另一条线与第一个进针点错开 2 ～ 3mm，最后汇合至线末端打结即可。②间断埋线：勾画双眼皮内、中、外三点埋线。③一点埋线：日本常使用的方法，即双眼皮线中间的一点进行埋线，国内通常不用。

27. 先天性上睑下垂需要什么时候做手术？有什么注意事项？

答： 先天性上睑下垂的手术时机要根据下垂的程度，如果重度上睑下垂，上眼皮遮盖了患儿的瞳孔，影响视力，那就需要尽早手术，2 岁左右即可。现在有的专家提倡更早手术，术后给予弱视训练，可提高视力甚至可以使视力恢复到正常水平。还有一部分患儿虽然上睑下垂比较严重，但患儿可通过仰头来看东西，对视力影响不大，这种情况可以暂缓手术，但一般在 3 岁左右也应该手术。还有一部分患儿上睑下垂在瞳孔以上，只是影响外观，如患儿心理压力较大，可以考虑尽早手术，如果患儿心理尚未受到任何影响，可以根据个人对外观的需求选择手术时机。上睑下垂的手术最重要的就是术后护理，防止暴露性角膜炎的发生。

28. 眼皮反复长“霰粒肿”是怎么回事？需要切除吗？

答： 霰粒肿也就是我们所说的“睑板腺囊肿”，是睑板腺的特发性非化脓性炎症。人体的睑板内有垂直排列的皮脂腺，即睑板腺，上睑有 25 ～ 30 个，下睑有 20 个，每个腺体中央有一个导管分泌油脂，由于脂类物质在 Zeis 腺和睑板腺内积存，挤压邻近组织并引发慢性肉芽肿性炎症，通常有一纤维结缔组织包囊，囊内含睑板腺分泌物等，需要手术连同囊膜

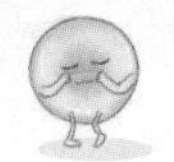

一并切掉，否则容易复发。多见于青少年或中年人，可能与该年龄阶段睑板腺分泌功能旺盛有关，但如果幼儿发生睑板腺囊肿，多是由于睑板腺腺管发育存在某些问题导致的。

29. 孩子频繁眨眼，是什么原因?

答：频繁眨眼最主要一个原因就是儿童多动症的一种（抽动秽语综合征），是多动症局限在眼部的一组症候群，典型表现为：患儿挤眉弄眼，甚至骂人。轻型患儿只是做单纯挤眼睛、翻眼睛等家长认为比较怪的动作。这是儿童神经系统发育过程中一个不自主的行为阶段，过一段时间可以自行消失，主要治疗方法就是忽略，家长不要过度关注，越关注患儿压力越大，症状会越明显。无需给予眼药水等眼科治疗。

第十二篇
眼部护理

1. 滴眼药的主要作用是什么？

答： 眼药一般分为水剂和膏剂，也有油剂、乳化液和混悬液。眼药直接作用于眼睑和眼球前部，能直接达到治疗目的。常用于眼部消炎、降低眼压、散瞳和眼表麻醉。

2. 临床常用眼药有哪些？

答：（1）抗感染抗生素类：如左氧氟沙星滴眼液、普拉洛芬滴眼液、妥布霉素滴眼液、氯霉素滴眼液、加替沙星眼用凝胶等，主要适用于眼睑、泪道、结膜、角膜等部位的感染性炎症，或手术后感染的预防与治疗。

（2）抗病毒类：如利巴韦林滴眼液、安西他滨滴眼液等，适用于单纯疱疹性角膜炎或流行性角膜炎等。

（3）类固醇皮质激素类：如妥布霉素地塞米松滴眼液、醋酸泼尼松龙滴眼液等，主要适用于过敏性炎症，内因性非感染性炎症及外伤，手术后反应性炎症，也可用于近视手术后。

（4）抗青光眼类：马来酸噻吗洛尔滴眼液、酒石酸溴莫

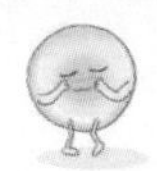

尼定滴眼液、布林佐胺滴眼液、拉坦前列素滴眼液等，这类药品应由医师根据患者的青光眼类型和眼压控制情况选择使用，必须遵医嘱。

（5）散瞳类：如复方托吡卡胺滴眼液，硫酸阿托品眼用凝胶等，主要用于验光、眼底等散瞳检查，也可用于严重的角膜炎、虹膜睫状体炎和手术前后。

（6）缩瞳类：硝酸毛果芸香碱滴眼液，主要适用于对抗散瞳作用、慢性青光眼及急性闭角型青光眼急性发作期。

（7）其他：玻璃酸钠滴眼液、羧甲基纤维素钠滴眼液、人工泪液等，主要用于减轻视疲劳、湿润眼球等。

3. 正确滴眼药的方法及步骤有哪些？

答:（1）操作者流水洗净双手，或用速干手消剂消毒双手。按医嘱核对眼药名称及有效期。

（2）检查眼药的性状，有无沉淀、混浊及变色等。

（3）患者取坐位或仰卧位。

（4）操作者左手拿一消毒棉球拭去眼液或分泌物，弃之，再拿取一消毒棉球拉开患者的下眼睑，患者眼球向上注视，暴露下穹隆部。

（5）将一滴眼药滴在下穹隆处，患者轻轻闭眼，松开并回复下眼睑，用干棉球将溢出的眼药擦净。

（6）患者闭眼休息 3 ～ 5 分钟。

（7）如果滴用散瞳或缩瞳眼药，应用干棉球压迫泪囊 3 ～ 5

分钟，尤其儿童更应特别注意。

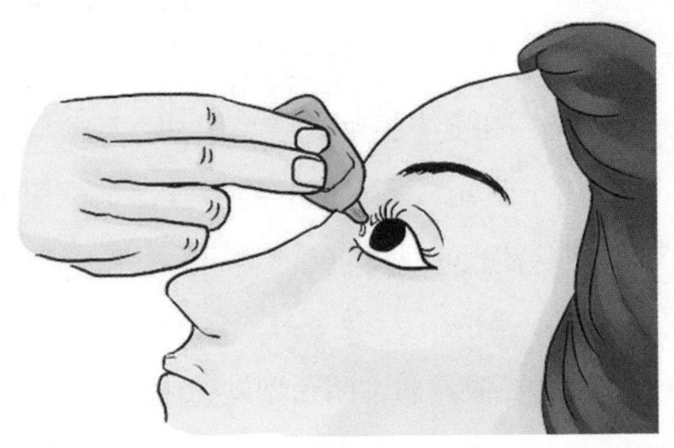

4. 滴眼药的操作要点有哪些?

答：（1）注意按医嘱点眼药，防止点错眼别，检查眼药的质量、有效期。

（2）如果患者眼部有分泌物，应先用棉球擦净；混悬液滴之前应摇匀；将第 1 滴眼药视为污染，弃之；先滴健眼后滴患眼；注意不要将滴管触及患者的眼睑或睫毛，避免逆行污染眼液，滴管离眼睑的距离为 2 ～ 3cm；不要将眼药直接滴在角膜上，减少对患者的刺激。

（3）减少眼药的溢出，保证治疗效果；滴两种以上的眼药，每滴完一种眼药后应间隔 5 ～ 10 分钟再滴另外一种眼药。

（4）避免眼药经鼻咽部黏膜吸收，以免引起中毒反应。

（5）防止交叉感染。

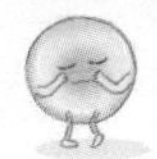

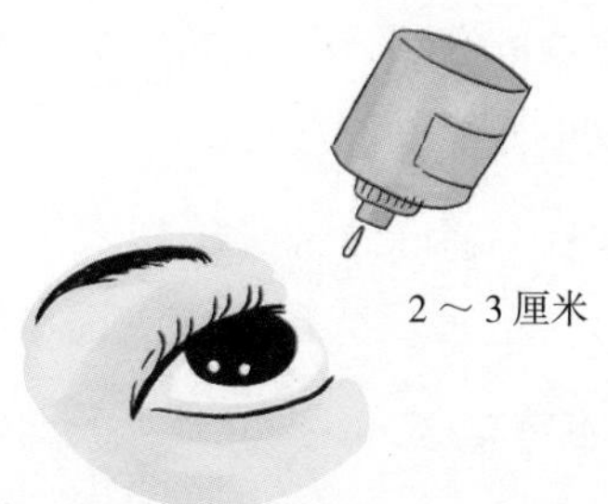

5. 滴眼药后有哪些不良反应？

答：（1）患者使用散瞳眼药后可能会出现口干、心慌等不适，特别是婴幼儿，有时会有哭闹、面红耳赤的明显反应，可以通过增加饮水量，加快药物代谢而减轻不适。

（2）个别患者滴眼药后可能会出现局部变态反应，如有眼部红肿不适，应及时到医院就诊。

6. 涂眼膏的目的是什么？

答：将眼膏涂入结膜囊内，以起到消炎、缩瞳、散瞳、润滑的作用。

7. 正确涂眼膏的方法及步骤有哪些？

答：（1）操作者流水洗净双手，或速干手消剂消毒双手。按医嘱核对眼膏名称及有效期。

（2）检查眼膏的性状，有无混浊及变色。

（3）患者取坐位或仰卧位。

（4）用无菌棉签清除眼部分泌物。

（5）再拿取一消毒棉签拉开患者的下眼睑，让患者眼球向上注视，暴露下穹隆部。

（6）将米粒大小的眼膏涂在患眼下穹隆部。

（7）患者轻轻闭眼，松开并回复下眼睑。

（8）如果使用软管眼膏，应在涂眼膏前将前端的眼膏视为污染，挤去少许，然后将米粒大小的眼膏挤入下穹隆。患者闭眼 5 ～ 10 分钟。

8. 涂眼膏的操作要点有哪些?

答：（1）注意按医嘱涂眼膏，防止涂错眼别，检查眼药膏的质量、有效期。

（2）动作轻柔。

（3）避免擦伤患者眼部。

（4）一次眼膏用量约米粒大小，不宜过多。

（5）不可将睫毛连同眼药膏卷入结膜囊，以免刺激角膜。

（6）避免交叉感染。

9. 涂眼膏时有哪些注意事项？

答：（1）涂眼膏前应核对所用药物标签。

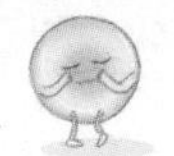

（2）将眼膏挤入下穹隆内，注意眼膏瓶口不可接触眼睑和睫毛。

（3）同时给不同患者涂眼膏，操作中间应洗手或进行快速手消毒。

10. 涂散瞳眼膏后有哪些不良反应？

答： 患者使用散瞳眼膏后可能出现口干、心慌等不适，特别是婴幼儿有时会有哭闹、面红耳赤的明显反应，及时通知医护人员，告知患者及其家属可以增加饮水量，通过加快药物代谢而减轻不适。

11. 佩戴角膜绷带镜的注意要点有哪些？

答：（1）必须特别注意，以免镜片被污染，尤其是镜片内表面。戴镜前仔细洗干净双手并用不脱屑的毛巾擦干，不能让镜片后表面接触到睑部和眼睫毛，以免把微生物和异物带入眼内。

（2）尽量避免使用局部麻醉药，这样可以及时发现任何由于佩戴不当造成的不适。

（3）对于每天摘镜的患者，专门的清洁和消毒护理液比多功能护理液更好。

（4）患者应仔细阅读说明书，知悉佩戴时可能出现的紧急情况处理，必要时患者应及时联系医师或就诊。

（5）联合用药时尽量使用无防腐剂滴眼液。

（6）在用镜片之前评估角膜及眼部情况，把并发症降到最低，定时就诊复查和更换镜片可以减少沉淀物。

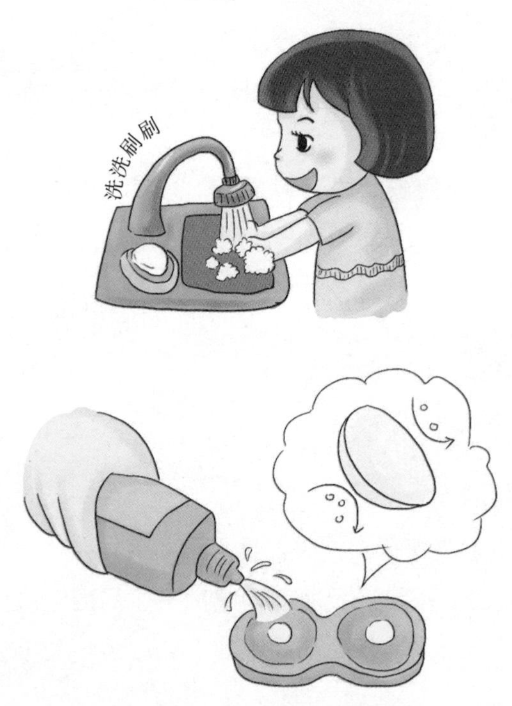

12. 角膜塑形镜的戴、摘和护理有哪些要点？

答：（1）戴镜。流水洗净双手，从镜盒中取出镜片，用生理盐水或多功能 RGP 护理液冲洗镜片，镜片凹面放于右手食指指尖，擦干其余手指以便拉开眼睑，左手食指拉开上眼睑，右手中指往下拉开下眼睑，注视前方，将镜片置于角膜上后，轻轻放开拉眼睑的手指。戴镜后闭眼并向下看，使镜片稳定。

硬性接触镜与软镜不同的是，戴镜时一定要直接把镜片戴到角膜上，而软镜如果未直接戴到角膜上，也可以通过轻轻闭眼转动眼球让镜片复位。

初戴者由于心理紧张及初戴镜片泪水较多，常会发生镜片偏位的情况，表现为戴镜刺激症状明显，检查发现镜片滑移到结膜表面，部分压在角膜上。处理的方法：对着镜子确定镜片的位置，滴 1 ～ 2 滴润眼液。注视与镜片位置相反的方向，将食指放在眼睑上，在眼睑边缘施加压力，固定住镜片，眼睛向镜片所在的方向转动，使镜片复位。如不能复位，则应摘出镜片，重新戴镜。

（2）摘镜。角膜塑形镜的摘镜方法与软镜不同，不能用手指直接取出。摘镜方法有：挤出法、剪切法和吸棒法 3 种。

①挤出法：双眼注视前方，瞪大睑裂使镜片充分暴露，双手食指分别按压上、下睑缘，按压上睑缘部的食指顺闭眼之势，紧贴角膜向下挤压，镜片被顶出，并被眼睑夹持，此时可用手取出镜片。

②剪切法：取右眼镜片时，左手放在眼下方以承接落下的镜片，注视前方或稍向鼻侧看，尽力睁大眼，将右手食指放在右眼外眦处，并朝外侧拉眼睑使其绷紧，同时眨眼，镜片可被眼睑挤出或落在左手里。取左眼镜片时则换手摘镜。

③吸棒法：注视前方，用手指拉开上、下眼睑，确认镜片在角膜上后，用吸棒对准镜片中央，吸住后将镜片移至角膜

旁将其吸出。使用吸棒摘镜时应注意：不可垂直在角膜上直拉；镜片太紧时（尤其是角膜塑形镜在夜间戴镜后更易出现较紧的情况），先滴几滴滴眼液，待几分钟后再用吸棒吸出。

（3）清洁。

①每日清洁：镜片取下后应立即清洁，方法为：流水洗净双手，将镜片放在手掌上，滴 2 ～ 3 滴硬性接触镜专用的清洁剂或多功能护理液。用另一只手的食指指腹从镜片中心向周边放射状轻揉，分别轻轻揉搓镜面的两面，或把镜片放在惯用手的食指和中指指腹上，用拇指指腹轻轻在镜片上旋转揉搓镜片内表面，揉搓过程中需特别小心，不能让指甲碰触镜片，防止损害镜片。

②酶清洁：浸泡时，在镜盒两侧各加入 1 ～ 2 滴硬镜酶清洁剂，浸泡 4 小时以上。戴镜前清洁步骤同每日清洁。

（4）冲洗：同软性接触镜的冲洗方法，使用生理盐水或硬镜专用多功能护理液进行镜片的冲洗。

（5）消毒：不能用热消毒法消毒，主要是化学消毒和氧化消毒。

（6）储存：镜片不戴时必须完全浸泡在储存液中，储存液中主要含有表面活性剂和杀菌防腐剂。盒中的储存液需每日更换，取出镜片后要将储存液彻底冲洗干净。储存用的镜盒也要经常清洁，以防止镜片放入盒中被污染。

（7）湿润：RGP 镜片干燥后，其后表面光学区半径会改变，佩戴的舒适性下降，因此，镜片一般以湿润状态储存。

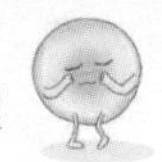

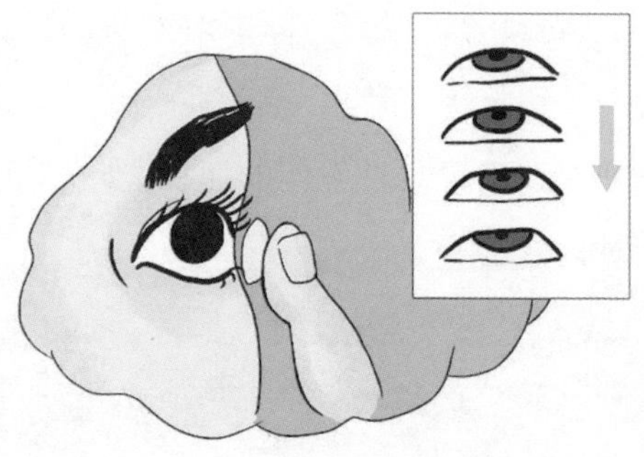

13. 什么是眼压？日常生活中如何预防眼压升高？

答：眼压是眼球内容物作用于眼球内壁的侧压力，正常值为 10 ～ 21mmHg。日常生活中需注意以下几点，预防眼压升高。

（1）生活中应避免短时间内大量饮水，推荐一次饮水不要超过 300ml，应该少量多次饮水。宜进食富含维生素、低脂的食物，多吃鱼、蔬菜、水果，避免进食太多的动物性脂肪，忌暴饮暴食，保持大便通畅。忌吃刺激性食物，如辛辣食品、油炸食品、浓茶、咖啡、酒，避免吸烟。

（2）避免治疗中静脉补液过多、过快，来自静脉系统的压力增加，势必影响房水汇入这些静脉。

（3）生活要有规律，避免过度疲劳，保持心情舒畅及足够的睡眠。

（4）避免长时间看电视、电影，避免长时间低头，不要在暗室长时间逗留，以免眼压升高。

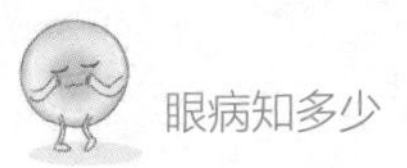

（5）衣领勿过紧、过高，睡眠时枕头高度适宜，以防因头部充血后，导致眼压升高。

（6）识别眼压升高急性发作的症状，如头痛、眼痛、恶心、呕吐等，及时就诊。

14. 如何佩戴和摘取义眼？

答：（1）佩戴义眼：戴义眼前要洗净双手，佩戴义眼时先把义眼洗净，用接触镜护理液、生理盐水等液体浸泡清洗，也可用清水冲洗。认清义眼上下、左右方向（一般小的一头对向内侧），一只手拿义眼，另一只手用食指和中指分开上、下眼睑，把义眼的上半部送入上睑内，然后把下睑向下轻拉，使义眼的下边滑入下眼睑内。义眼放入眼窝后，轻轻按摩上、下眼睑，使义眼与结膜囊吻合，保持义眼位置合适。

（2）摘取义眼：接触义眼前要洗净双手，摘取义眼时，健眼向上注视，将下眼睑向义眼片下后方轻压，义眼会自动滑脱出来。也有摘戴义眼专用的吸盘，先将义眼吸住，然后摘取下来。

15. 使用义眼有哪些注意事项?

答：保持义眼眼窝的清洁是非常重要的，应每日取下清洗，使用流动水清洗即可。一般白天佩戴，夜晚取下洗净存放。义眼不能接触乙醇等化学溶剂，保养时可用抗生素溶液或抗

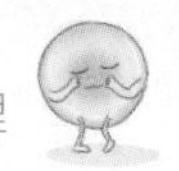

生素眼药液，最好用接触镜护理液清洗。如果义眼长期不使用，应该放在封闭的容器中干燥保存，切勿放在水中保存。

义眼初戴时会有少量的分泌物，此为正常现象，佩戴适应后分泌物会逐渐减少或消失。

如果佩戴义眼后长时间分泌物多，有可能是因为接触义眼时未清洗双手，或用手帕、纸巾、干棉签擦拭义眼，造成结膜感染，出现这种症状时，应暂时停戴义眼，擦拭义眼的分泌物，可以滴用抗生素眼药，也可在义眼的背面涂搽抗生素软膏。但需注意的是，患者不能长期滴用抗感染药物，滴用时间为 1 周左右，如果结膜炎症较严重，滴用时间可延长至 1 个月。擦拭义眼分泌物最好用护理液或生理盐水浸湿的棉签，这样既可以擦拭干净，又不会擦伤义眼。

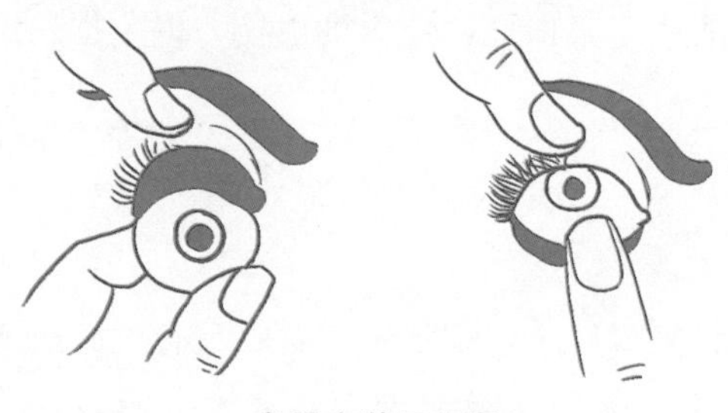

义眼安装示意图

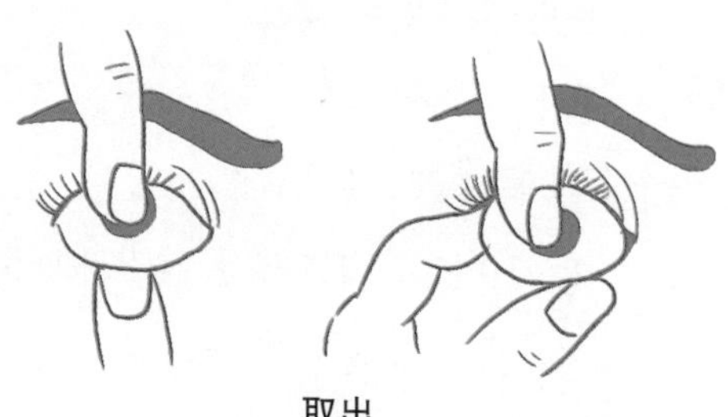

取出

16. 义眼的保养方法有哪些？

（1）定期上光：为了延长义眼的使用寿命，建议每年都将义眼片送至定制中心进行一次专业的深层保养。专业定制中心进行的保养与大家日常清洗保养不同，专家会用超声波清洗仪器清洗义眼片上肉眼无法察觉到的表面裂隙，然后再对义眼片进行上光，填补义眼片表面裂隙和磨损，使义眼片重新焕发璀璨光泽。

（2）按时更换：考虑到义眼片的材质会因长期配戴使用而受到泪液的腐蚀及定期清洗和消毒会造成材料的老化，不可避免会出现色泽度下降，变色和表面磨损等现象，所以根据义眼使用和保护的情况，一般 1 ～ 5 年更换 1 次。如果在外力作用下造成义眼损坏，应立即更换，以免损伤结膜囊。

17. 佩戴义眼后的注意要点有哪些？

答：义眼佩戴后应定期复查，看眼窝有无深浅变化，上、下眼睑有无松弛，发现问题应及时更换义眼，或做眼整形手术。先天性眼球缺失的患者，根据眼窝大小、有无变化等多种因素确定是否需要手术，如不需要，初次佩戴义眼时义眼片要小一些，3 ～ 4 个月后复查，适当加大，多数患者经过 2 ～ 3 次扩大后即可定做。10 岁以内的孩子因眼球摘除后患侧的眼窝发育未定型，为了使双眼窝对称发育良好，义眼需要半年

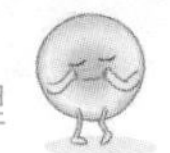

到 1 年更换，而且要逐渐加大，所以需要定期复诊。

18. 什么是围手术期?

答：围手术期就是围绕手术的一个全过程，从您决定接受手术治疗开始，到手术治疗，再到康复出院的过程，包括术前、术中、术后这三个阶段。

19. 术前需要注意哪些内容?

答：（1）术前检查、用药：需要您按时完成医生开具的各种术前检查（全身检查、眼部检查、其他相关检查）；按要求滴抗生素眼药，常规 3 ～ 4 次 / 日点术眼。

（2）术前饮食起居：饮食宜营养丰富、清淡易消化，避免便秘，戒烟酒及刺激性饮料；如果您是全麻手术，手术前一晚至次日手术前须禁食、禁水 6 ～ 8 小时（具体时间由护士宣教告知）；如果您是局麻手术，手术当天早晨可进少量易消化食物，不宜过饱；保证充足睡眠，防止感冒；幼儿患者尤为注意避免因感冒、发热或外伤磕碰导致手术暂停。

（3）术中配合的练习：练习去枕平卧位和眼球上、下、左、右转动（如果您是视网膜脱离病人，则不做练习），循序渐进，为适应手术做准备；请您务必要学会术中防止咳嗽、打喷嚏的方法（比如用舌尖顶压上腭或用手指压人中等）。

（4）手术前一日的准备工作：整理个人卫生，沐浴、洗头、剪指甲、更换内衣，男病人刮胡须；护士会为您完成术前处置，如剪睫毛、冲洗泪道、冲洗结膜囊、消毒备皮、标记体表标识、佩戴腕带等；术前充分休息，避免紧张情绪，术前晚按医生要求口服术前用药。

（5）手术当天：术晨护士会为您完成滴缩瞳 / 散瞳眼药，静脉输液，测量生命体征、血糖等术前准备。请您在入手术室之前不要佩戴发卡、饰物、假牙及其他金属物品，贵重物品交予家属保管。接到手术通知时，入卫生间排二便，如果您有术前需要服用的口服药，护士也会协助您服用。秋冬季节手术室内温度较高，您的衣物无需过厚，最好穿开衫衣物且衣领不宜过高，但在往来手术室途中需注意保暖，女性患者手术应注意避开月经期。

20. 术后需要注意哪些内容?

答：（1）术后卧位的知识：如果您是全麻，手术后去枕平卧 4 ～ 6 小时，头偏向一侧至麻醉清醒，有助于防止舌后坠引起的呼吸道梗阻，更好地保持呼吸道通畅；如果您是局麻，则根据医生要求采取卧位，头部少活动，以免影响伤口愈合；儿童全麻 4 小时后完全清醒可少量进食水、奶等，成人全麻 6 小时后如可以咳嗽、吐痰，可以饮水，8 小时后可以少量进水及流质食物。

（2）术后饮食起居：饮食宜营养丰富、清淡易消化，避免便秘发生，不要进食过硬及辛辣刺激性食物；规律生活起居，

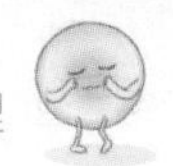

注意保暖，切勿着凉感冒。

（3）术后眼部护理的知识：不要用力挤眼，避免眼球受压和碰撞，不要咳嗽或大声说话，起床时不要过猛，防止过度弯腰低头和提取重物导致腹压增加而影响伤口愈合；不要自行打开眼部敷料并保持敷料干燥完整，以免伤口感染；术后两周内不用流水洗脸，防止眼内溅入污水或进异物，注意眼部卫生。

（4）术后用药的知识：请您遵医嘱全身或眼局部用药；手术当日不滴眼药，手术第 2 日术眼换药并遵医嘱滴眼药。请您不得擅自服用止痛药，以免掩盖或延误病情；由于手术创口不适及您术后精神紧张易引起失眠，请您也不要使用安定类药物，因其有肌肉松弛作用，会加重前房角狭窄导致眼压升高。

21. 出院后需要注意哪些内容?

答：（1）出院后的饮食起居：饮食宜营养丰富、清淡易消化，如：蔬菜、水果、牛奶、瘦肉等，不要进食过硬及辛辣刺激性食物，避免便秘；糖尿病、高血压患者需严格控制原发病；有烟酒嗜好者应戒烟限酒；保持情绪稳定，避免情绪紧张；居室光线及温湿度适宜；请您按医嘱执行卧位，如俯卧位、侧卧位、仰卧位、半坐卧位等；注意劳逸结合，适量运动（散步、太极等），3 个月内不做剧烈运动，避免外伤及酌情乘坐飞机等。

（2）出院后的眼部护理：避免术眼受外力冲击，注意用眼卫生，防止污水、异物进入眼内，不可用力揉眼，不可过度用眼，如长时间看书、看电脑、看手机、看电视。

（3）出院后药物的使用：了解滴眼药的注意事项，请您严格遵医嘱滴眼药或服药，不得擅自停药或增减药量，用药后如有不适反应及时就诊。

（4）复诊时间：遵医嘱按时来院复查，如发现异常如眼睛胀痛、头痛，视力明显下降，视物有遮挡等应及时就诊。

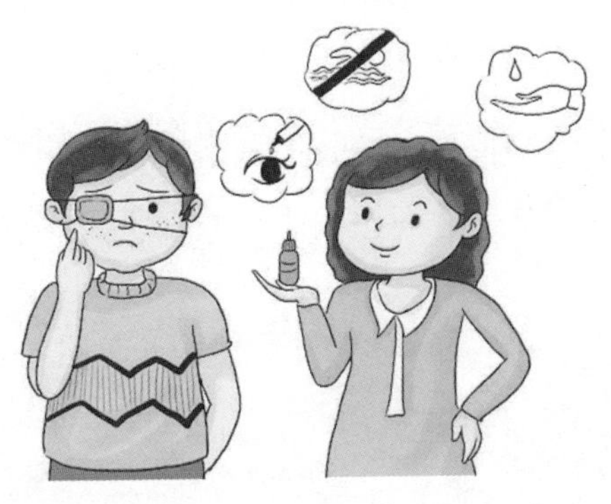

22. 眼科全麻手术需要了解的内容有哪些?

答：（1）术前准备：手术前一晚至次日手术前须禁食、禁水 6 ～ 8 小时（具体时间由医生指导安排）。完善各种术前检查（全身检查、眼部检查、其他相关检查），排除手术禁忌证；按医嘱滴抗生素眼药，常规 3 ～ 4 次 / 日点术眼；术前需要测量体重，以便麻醉医生计算麻醉药物剂量。

手术前要禁食禁水
好饿也要忍一忍
NO
NO
NO
NO
NO

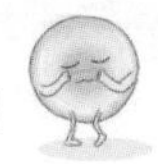

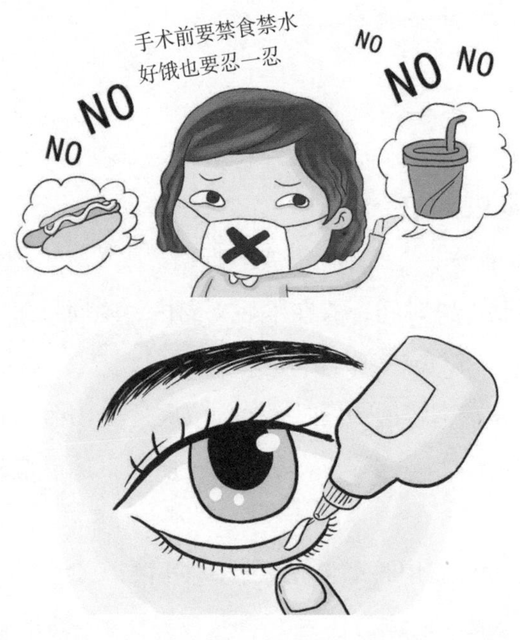

（2）全麻术后：当您在苏醒室清醒后由麻醉医生护送返回病室，取去枕平卧位 4 ～ 6 小时，头偏向一侧，保持呼吸道通畅；4 小时后可头下垫枕；儿童全麻手术 4 小时后完全清醒，可少量进食水、奶等；成人 6 小时后如可以咳嗽、吐痰，可以饮水，8 小时后可以少量进水及流质食物（特殊情况遵医嘱）。

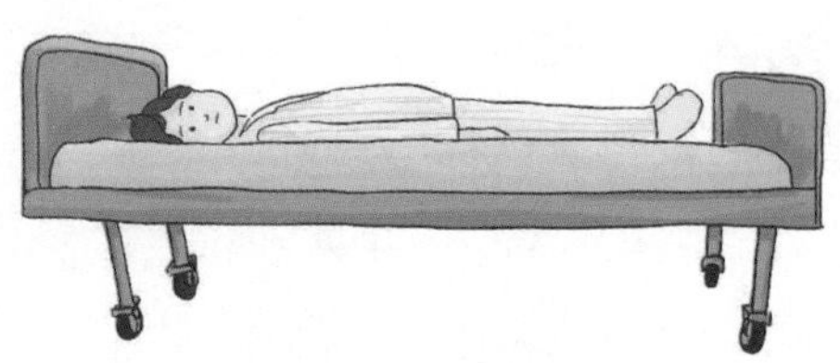

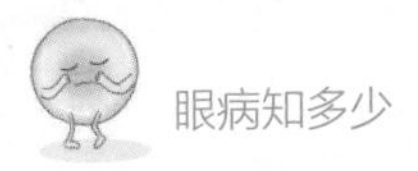

23. 激光性屈光手术后有什么注意事项？

答：（1）术后休息30分钟，无不良反应时才能离开医院。次日早上到医院换药、复诊。严格按照医嘱用药。

（2）术后不要揉眼，不要自行摘下眼罩，由于角膜瓣完全愈合需要一段时间，故在术后1周内，晚间及午睡时需用眼罩遮盖眼，以免睡觉时揉眼。

（3）术后需遵医嘱按时复诊。依次是：术后次日，1周，1个月，3个月，半年，1年，2年，如有不适反应，应及时到医院就诊。

（4）术后需用眼罩包扎术眼，术后当天会有异物感，持续2～3小时，应注意休息。术后视力在1～3个月内可能会有所波动，而且会出现视近物模糊、看远清楚的情况，一般在2周左右好转。个别人结膜上会有些淤血点，这是在制作角膜瓣时眼部毛细血管损伤出现的淤点，一般会在1个月内自行吸收且不影响视力，不必紧张。

（5）术后严格按照医嘱用药（激素类、抗生素类、人工泪液类）。滴眼药方法：流水洗净双手，核对药名，轻轻拉下眼睑，瓶口距眼部2cm，将药物滴入下穹隆内1滴，闭眼休息3～5分钟，帮助药物吸收。

（6）术后6周内很关键，1周内洗脸、洗澡、洗头时，防止水进入眼内，以免感染。防止紫外线照射，出门时佩戴偏光镜，以免强光刺激眼或风沙进入眼内。注意避免眼部外伤。

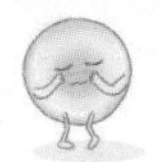

（7）术后 1 个月内少吃辛辣、易上火的食物，如荔枝、火锅等，忌烟、酒。可多吃富含蛋白质、维生素充足的食物，增加营养。1 个月内眼部皮肤避免接触化妆品，禁止眼部按摩，避免揉眼。术后短期 1 ～ 3 个月内少看书、看报、用电脑，避免长时间近距离过度用眼（用眼一次不超过 45 分钟）。3 ～ 6 个月避免对抗性强、眼部易受伤的运动，3 个月内严禁游泳及球类等活动，以防伤及角膜。注意环境卫生和个人卫生，防止引发感染。

（8）如到外地上学、工作，应及时到当地条件好的正规医院或眼科复诊。

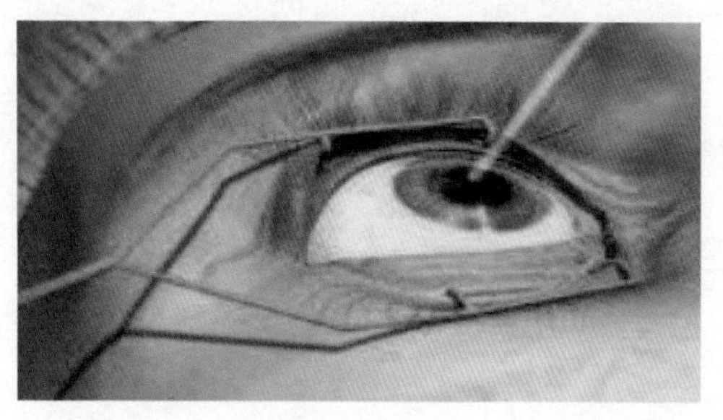

24. 青光眼患者采取的护理措施主要有哪些？

答：（1）心理护理：青光眼，尤其是原发性急性闭角型青光眼被认为眼科中最重要的身心性疾病。心理社会因素、生活事件，如工作环境变动、家庭问题、季节变化、寒流入侵、情绪激动、愤怒、悲伤、忧郁、过度兴奋等常可促使眼压急剧升高与波动。这些因素均可成为原发性闭角型青光眼急性发作的诱因。患者应了解青光眼急性发作的特点，树立信心，积极配合检查和治疗。

（2）饮食护理：多吃蔬菜、水果、保持大便通畅。避免进食刺激性食物，如浓茶、咖啡、酒、辛辣食物。

（3）不暴饮：一次性饮水量最好不要超过300ml。

（4）养成良好的生活习惯：不吸烟、生活有规律、劳逸结合，保证充足的睡眠。

（5）其他：不宜在暗室或黑暗环境中久留，避免长时间看电视、电影，以免瞳孔散大，眼压升高。衣着不宜过紧，特别是衣领口、乳罩，以免影响颈部血循环引起眼压升高。睡眠时枕头高度适中，避免长时间低头、弯腰，以免眼压升高。

（6）用药：青光眼患者禁用散瞳药和口服或注射颠茄类药物（恶性青光眼除外），青光眼患者如误用散瞳剂应立即报告医师，采取积极措施进行相应的紧急处理。

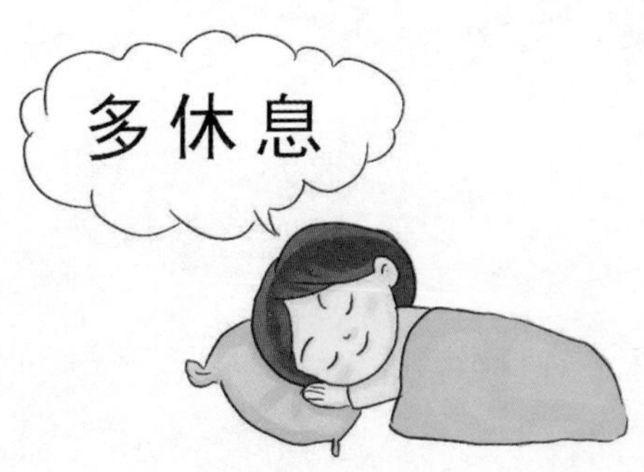

（7）救治：急性闭角型青光眼急性发作期患者入院后，应争分夺秒采取有效措施迅速降低眼压。青光眼急性发作对

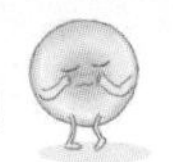

视神经的损害和预后与高眼压的水平及持续时间密切相关，如经足量的降压药物治疗数小时内仍不能有效控制眼压，即应进行降压手术以挽救和保护视功能。常用手术方式：前房穿刺术降低眼压。12 ～ 24 小时后再施行滤过性手术。密切观察眼压及全身情况变化。

25. 青光眼患者术前、手术当日的注意事项有哪些？

答：（1）青光眼患者术前注意事项如下：有糖尿病史者，术后易出现感染，术前应配合治疗方案，将血糖控制在正常范围，如有感冒、咳嗽等不宜手术，待全身症状缓解后再行手术。

（2）术日适当减少进食，不要太饱，术前应限制饮水量，并要排空大小便，以免在手术过程中憋尿烦躁不安，诱发眼压升高，影响手术成功。

26. 青光眼患者术后的注意事项有哪些？

答：（1）青光眼患者术后存在忧虑、情绪波动、睡眠不安等血管收缩功能紊乱因素时，易出现脉络膜脱离等并发症，因此，应保持心态平和，树立治愈疾病的信心。

（2）术后卧床休息，保证充足的睡眠，降低术后并发症诱发因素，如限制探视，不要低头弯腰取物，术后进食易消化饮食，保持大便通畅，避免用力咳嗽、喷嚏，避免用力挤眼，不要揉眼，术后早期不要做剧烈运动。

（3）闭角型青光眼术后应注意对侧眼有无青光眼发作，如出现剧烈头痛、恶心类似青光眼发作先兆表现，应及时联系医师。闭角型青光眼对侧眼应尽早进行预防性治疗。

（4）如果术后出现术眼疼痛，应及时联系医师，遵医嘱用药，睡前应戴防护眼罩。

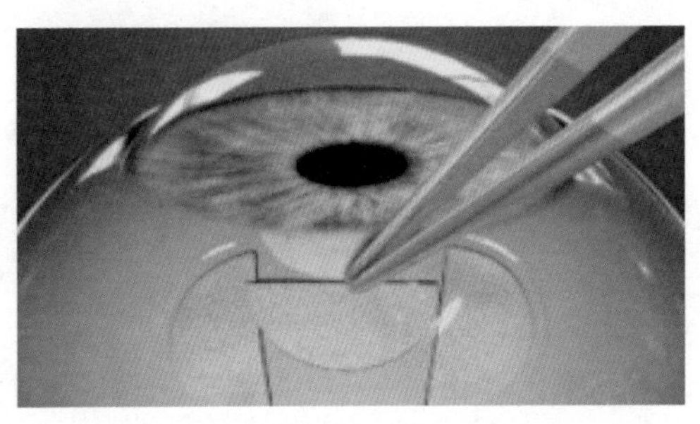

27. 青光眼患者饮食有何要求？

答：青光眼是一种常见的慢性病，发展缓慢，治疗周期长，有的需终身用药，不能间断，所以，除了生活上的调养以外，饮食上也应注意调整。青光眼患者应根据自己的实际情况，注意调整饮食的花样及选择最合理的方案。

（1）“三忌”，即忌烟，忌酒，忌喝浓茶。过量吸烟，由于尼古丁的作用会引起视网膜血管痉挛，导致视神经缺血，烟草中的氰化物可引起中毒性弱视，危害视功能；大量饮酒可造成眼球毛细血管扩张，眼充血加重，甚至导致青光眼急性发作；常喝浓茶虽有利尿功能，但往往易使患者处于过度

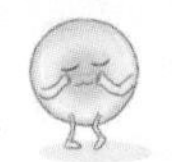

兴奋状态，影响睡眠，引起眼压升高。

（2）注意饮食卫生，多进易消化饮食，如蔬菜、水果等，经常保持大便通畅也很重要。

（3）尽可能不吃或少吃刺激性食物，如辣椒、生葱、胡椒等。

（4）注意节制饮水量（特别是冬天），一般每次饮水不要超过 300ml，因为一次饮水过多可造成血液稀释，血浆渗透压降低，使房水产生相对增多，导致眼压升高。

（5）禁止口服或肌内注射阿托品类药物，如遇腹痛等特殊情况，应将青光眼病史及时告诉医师，应用其他类型镇痛药。

28. 白内障患者术前生活上应做哪些准备？

答：白内障手术患者除了要配合医师做好一系列眼部和全身检查外，还要调整身心状态。白内障是复明手术，多数效果很好，但由于人与人之间的个体差异，有出现一些手术并发症的可能，所以作为患者、家属要充分了解术中及术后发生并发症时可能出现的异常情况，配合医师治疗。术前患者还要注意休息，调整饮食，戒烟，戒酒，有全身疾病的患者要在内科医师的指导下，将血压、血糖、心血管指标等调整到最佳状况。术前常规滴抗生素眼药。除小儿全身麻醉手术需要术前 8 小时禁食、水外，白内障手术患者术前可正常饮食，但不要吃得过饱。

29. 白内障患者术前护理要点有哪些？

答：（1）预防感染：术前 2 ～ 3 天常规抗生素滴眼液滴眼，3 ～ 4 次 / 日。

（2）配合检查：①专科检查，包括视力、视野、色觉、角膜曲率、A/B 超、光定位、眼压、人工晶状体度数测量、角膜内皮细胞计数、眼底检查等；②全身检查，包括血、尿常规，凝血指标、血糖、肝肾功能、心电图、胸 X 线片等。

（3）饮食：忌烟、酒、浓茶、咖啡。

（4）心理准备：明确术中应注意的问题，保证良好的心理状态及睡眠。

（5）卫生整理：嘱沐浴、剪指甲、洗头、洗澡、更衣、刮胡须，注意预防感冒。头发长者编成发结。

（6）遵医嘱配合完成术前眼部处置。根据病情使用降血压药、降糖药、降眼压药。空腹血糖和血压应控制在正常范围内。

（7）患者和家属应掌握跌倒、误吸、误食、坠床、迷路、走失、突发的严重全身疾病等的安全防范措施，防止上述情况发生。

（8）先天性白内障患儿按全身麻醉准备。

30. 白内障患者术后的护理要点有哪些？

答：（1）活动与休息：术后宜卧床休息 2 小时，但并不

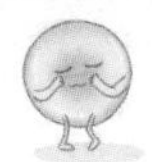

需绝对卧床，可进行一般的起居活动。

（2）饮食护理：当天宜进食半流质或软性食物，避免食用硬质食物及刺激性食物，多进食新鲜蔬菜、水果、粗纤维食物，保持大便通畅。

（3）术眼的保护：术后用眼垫包封，防止不慎碰伤术眼，可在眼垫外加眼罩，防止眼部碰伤，不要用力闭眼、挤眼或揉眼。

（4）保持术眼敷料清洁，不松脱。

（5）术后注意视力、眼压情况，有无眼痛、头痛等症状，如有异常情况及时与医生护士联系。

（6）患者有便秘、咳嗽的情况，要及时通知医师处理，以免影响切口愈合。

（7）局部抗生素眼液滴眼每日 4 ～ 6 次，动作要轻柔，不要挤压眼球。

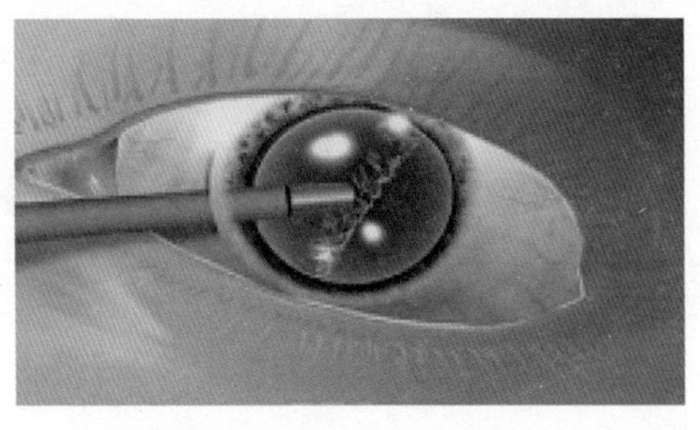

31. 白内障患者出院时的护理要点有哪些？

答：（1）遵医嘱用药，2 种以上滴眼液要交替使用，每次间隔 10 ～ 15 分钟以上，滴眼每次 1 滴即够，不宜多滴，以免药液外溢造成浪费。滴眼药之前把手洗净，按正确方法滴眼药。

（2）术后 2 周内洗脸、洗澡时应避免污水进入眼内。

（3）术后 1 个月内避免剧烈运动和重体力劳动，以免用力过猛、眼压过高而引起手术切口裂开。伴有全身疾病如高血压、心脏病、糖尿病及肾病的患者，出院后继续治疗，控制症状，防止并发症的发生。

（4）术后 3 个月内避免揉擦、碰撞术眼。前房型人工晶状体、带虹膜隔人工晶状体置入者需长期避免用手揉眼，以免工晶状体与角膜摩擦而损伤角膜内皮。

（5）对于 10 岁以下的先天性白内障，由于许多家长并不了解弱视治疗的重要性，常常以为白内障手术后即大功告成。白内障手术只是给患儿提供了一个训练视力的机会，术眼视力的好坏还取决于后期的弱视治疗。

（6）白内障囊内摘出术后的患者，需及早配镜矫正术眼视力。

（7）防止眼过度疲劳，多休息，避免强光刺激，注意个人卫生，勿用不洁物揉擦眼睛。

（8）适当锻炼身体，增强体质，预防感冒，防止并发症发生。

（9）出院 1 周后门诊复查，如有眼痛、流泪等异常情况要及时就诊。

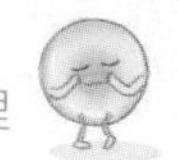

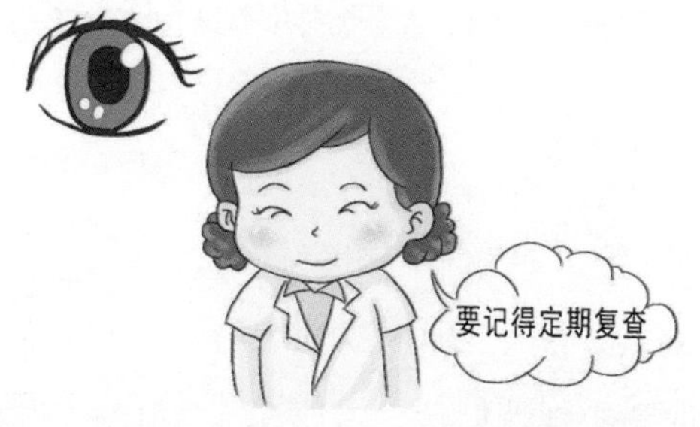

32. 化学性眼外伤的急救及护理原则有哪些？

答：化学性眼外伤是由化学物品的溶液、粉尘或气体接触眼部所致，多发生于化工厂、实验室或施工场所，其中以酸、碱烧伤最为常见，因致伤物质的浓度、剂量、作用方式与眼部接触面积、时间等情况不同，其对眼部的损害程度不同。

急救及护理原则：

（1）急救冲洗：争分夺秒地在现场彻底冲洗眼部，是处理酸碱烧伤最重要的一步，及时彻底冲洗能将烧伤减到最低程度。应立即就地取材，利用自来水、冷开水、井水、河水、池塘水反复冲洗。最好令患者睁开眼对着水龙头，使自来水缓慢流出冲洗结膜囊；也可用脸盆盛水令患者睁开眼将受伤眼置入脸盆水内，并令患者不断转动受伤眼球，使化学物质冲出结膜囊；也可用茶壶盛水冲洗眼部，应至少冲洗 30 分钟。如为石灰粉致伤，结膜面残留的石灰颗粒则不宜用水冲洗，最好先用粘有眼膏的棉签粘取石灰粉后，再用水冲洗。

（2）医院门诊冲洗：接诊患者，简单问诊后，即用 pH

试纸测定结膜囊液 pH 值，立即用生理盐水冲洗结膜囊，冲洗时应翻转眼睑，转动眼球，充分暴露上下穹隆部，必要时滴表面麻醉剂，应用开睑器拉开上下眼睑充分暴露眼球，持续冲洗 5 ～ 10 分钟。如有固体颗粒石灰、漂白粉等，用棉签或小镊子清除颗粒，注意彻底充分冲洗干净，直至冲洗至 pH 为中性。冲洗时患眼保持低位，以免冲洗出化学物质损伤健眼。

（3）对于伤后不超过 8 小时的碱性化学伤和有严重球结膜水肿或缺血的其他化学伤患者，可行结膜放射状切开和结膜下冲洗术，手术目的在于清除渗入结膜下的碱性化学物，减轻球结膜水肿，引起结膜反射性充血，改善组织缺血以促进上皮组织再生和修复。

（4）碱性物质接触眼组织后，与细胞膜的脂质发生皂化反应，破坏了角膜上皮屏障，能迅速穿透角膜全层到达眼内组织，产生严重的破坏作用。为减少眼内化学物质浓度，减轻眼内组织损伤，可行前房穿刺术，最好在伤后 1 ～ 2 小时

就近取材，争分夺秒，翻转上下眼睑
清水反复冲洗！

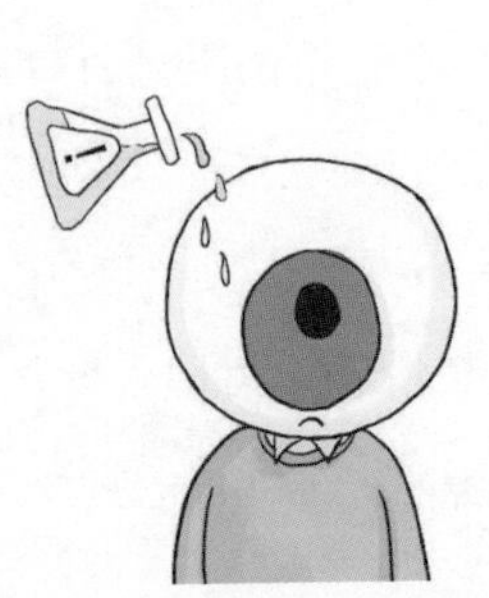

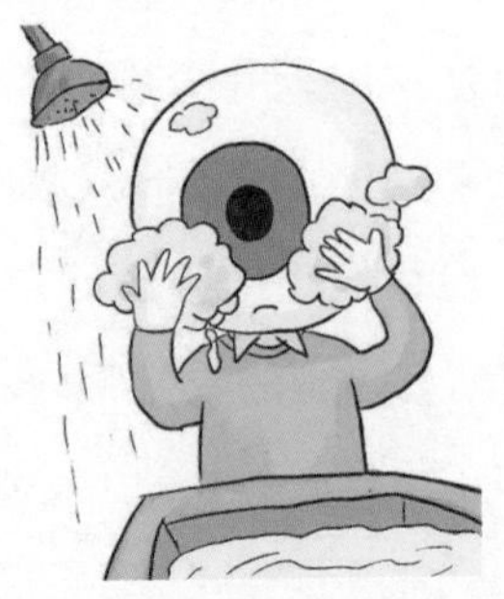

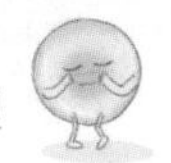

内进行，最迟不宜超过伤后 24 小时。

33. 酸碱性眼损伤的急救原则及护理措施包括哪些？

答：酸碱性眼损伤的急救必须分秒必争，切勿耽误，采取紧急措施，尽快去除致伤物，防止致伤物损害的扩散。

（1）冲洗：伤后立即冲洗是最迫切、最有效的急救方法。一旦发生酸碱化学伤，应立即在现场用清水冲洗，尽快去除组织表面的化学物质，如现场无消毒水，可用自来水、河水或井水，即使在无人协助的情况下，受伤者也应自己进行冲洗，可用一盆水，双眼浸入水中，用手分开眼睑或做睁、闭眼动作，一般冲洗 10 ～ 20 分钟，务必彻底，有条件时可用 pH 试纸测定结膜囊，如达中性时可结束冲洗。用何种水源冲洗并不重要，只要水质清洁，水量充足，任何清水都可以用，主要是争取时间，不留死角。

（2）中和液冲洗：现场应仔细询问是酸性还是碱性物质，冲洗后应立即送往就近医院，问清楚致伤物性质，或用 pH 试纸确定酸碱性质后，立即用中和液反复冲洗，碱性烧伤者可用 3% 硼酸溶液中和冲洗，酸性烧伤者可用 2% ～ 3% 碳酸氢钠溶液冲洗，对化学物质不明确的，可用生理盐水或新鲜配制的 1 ∶ 20000 高锰酸钾液冲洗。对石灰烧伤者，不宜用酸性液中和，以免钙盐沉着于角膜内而影响视力，应当用 0.5% 依地酸二钠溶液充分冲洗。

（3）药物治疗：为了克服虹膜刺激症状及防止虹膜后粘

连，宜用 1% 阿托品充分散大瞳孔，局部应用抗生素眼膏及全身给予抗生素，用中和药球结膜下注射，可中和并稀释已浸入组织内的化学物质。如碱性烧伤可用维生素 C 100mg 球结膜下注射，隔日 1 次，也可用自身血 1ml 或血清 1ml 球结膜下注射，每日或隔日 1 次，对促进组织愈合及增进营养，维持角膜的透明有一定作用。此外，还可应用妥拉唑啉（妥拉苏林）12.5 ～ 25mg 行结膜下注射，可改善局部血循环及增进局部营养。

（4）球结膜切开冲洗：对严重的化学损伤病人，如受伤面积大，贫血重，角膜上皮大范围脱落，为了清除结膜下的化学物质，减少结膜张力和改善球结膜血运，可立即行球结膜切开，并用大量中和液反复冲洗，一定程度上可达到解毒和防止角膜坏死的作用。

（5）前房穿刺或冲洗：对严重的碱烧伤，由于碱性物质很快渗入前房引起虹膜刺激反应，故需及时采用前房穿刺或冲洗，其目的在于放出渗入眼内的化学物质，以减少前房内渗透液对眼内组织的腐蚀作用，同时，前房穿刺后形成第二次房水，对眼组织有营养和保护作用。

（6）糖皮质激素的应用：对严重的酸碱烧伤，由于结膜及角膜上皮剥脱，故一般局部不主张应用糖皮质激素，以避免激素抑制角膜上皮再生。对局部反应较重者，可口服泼尼松（强的松）10mg，每日 3 次，但需在医师指导下进行。

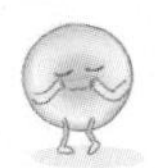

34. 眼球钝挫伤需要了解的内容有哪些?

答：（1）眼钝挫伤是眼部受到机械性挫力引起的外伤，可造成眼附属器或眼球的损伤，引起眼内多种组织和结构的改变。

（2）受伤后，患者应选择营养丰富清淡易消化饮食，避免辛辣刺激性食物，戒烟戒酒。

（3）如果出现眼部的肿胀和瘀血，应 24 小时内给予冷敷，24 小时后给予热敷，一般 2 周内逐渐吸收。

（4）如果出现前房积血，应卧床休息，取半卧位，限制眼球转动；如有眼压升高，及时遵医嘱应用降眼压药物； 避免用力排便、咳嗽、打喷嚏等，以免造成再次出血；遵医嘱应用镇静和止血剂。

（5）如果有眼底出血，应卧床休息，双眼包扎，限制眼球运动，遵医嘱使用止血药物。

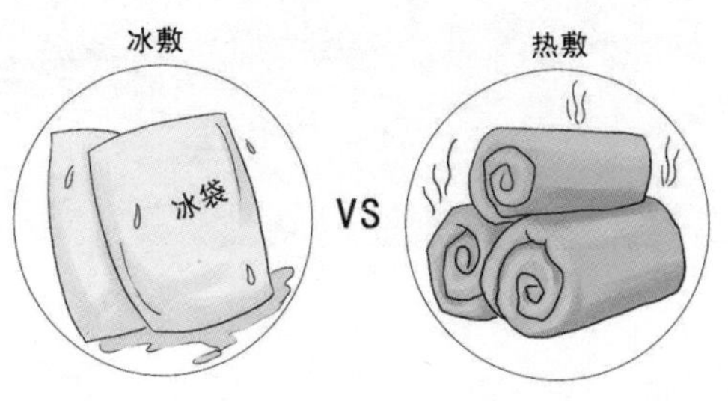

35. 玻璃体切割联合视网膜光凝术后的护理要点有哪些?

答：可以从五个方面进行护理：

（1）全身情况的观察：患者手术在局部麻醉联合安定镇痛下完成，有糖尿病病史者，应注意全身情况，及时处理异常问题。

（2）眼部护理：密切观察术眼情况，保持术眼清洁，预防感染。

（3）生活护理：年龄偏大者，术后自理能力降低，应有家人陪伴照顾生活起居。

（4）用药护理：针对患者病情，遵医嘱应用合适的药物。

（5）并发症的观察：角膜上皮缺损是糖尿病患者术后出现较多的并发症，眼内出血是术后较为常见的并发症之一，术后有任何眼部不适，应及时与医生联系，及时解决。

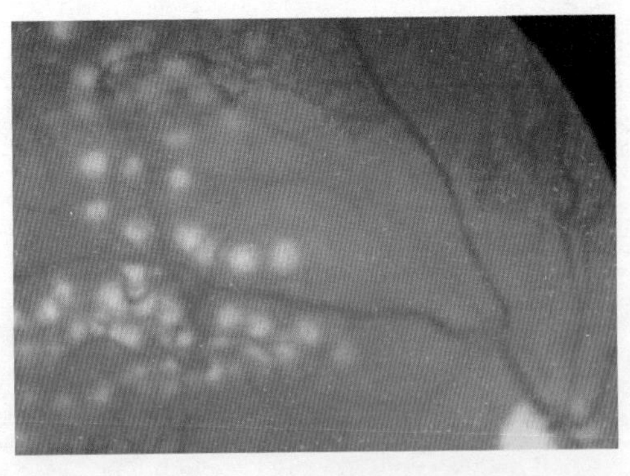

36. 玻璃体切割术后的护理要点有哪些？

答：玻璃体切割术后的护理要点如下：

（1）术后体位的控制十分重要，凡术中注油或注气者，

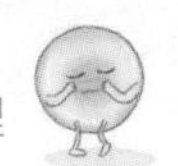

术后应使视网膜裂孔处于最高位。如为上方裂孔，则术后取坐位或半坐卧位；后极部裂孔，取面部朝下的头低位或俯卧位；两侧裂孔，取侧卧位，以便注入的气体上浮顶住裂孔。

（2）观察术眼情况：观察伤口有无渗血、渗液，敷料有无松动，患者术眼有疼痛情况，及时通知医生遵医嘱用药。

（3）注意有无头痛、眼痛、恶心、呕吐、眼压升高的症状，如有应联系医师给予处理。

（4）注意用眼卫生，短期内减少用眼，防止碰撞眼部，禁止用手揉眼，用湿毛巾擦脸，避免污水进入眼内。

（5）遵医嘱按时用药。

37. 如何做好玻璃体切割术后治疗性体位的护理?

答：（1）应让患者知晓正确体位的目的和临床意义、重要性，并及时解决因体位带来的不适。术后 24 小时内是卧位的关键时期，也是患者最痛苦的时期，可在保持俯卧位头部不动的情况下轻轻活动四肢。俯卧位时可垫高胸部和前额部，使口鼻悬空，以利于呼吸，身体瘦弱的老年人可同时垫高双肩关节内侧及双侧髂前上棘约 10cm，避免胸腹受压，以免影响呼吸、心率、消化功能及压疮的发生。术后第 2 天起可在进餐时采用坐起头低位，患者坐在凳子上，头放床沿，额部垫 1 个枕头，此体位姿势过久颈部有酸痛感，可适当给予患者颈部按摩，保证治疗顺利进行。

（2）为缓解长期面向下体位导致的疲劳，应指导患者定时变换体位，轮流保持俯卧面向下坐位和面向下步行位，原则上应 2 小时变换 1 次，因为 2 小时以上易发生压疮。可采用井式头架位、俯卧位、低头坐位、夜间向健侧眼侧卧脸朝下等 4 种体位交替进行，辅以额、颌、肩、胸、腰垫，使患者能较舒适、长时间地保持头低位，尽量减少单一的卧位姿势引起的不适。

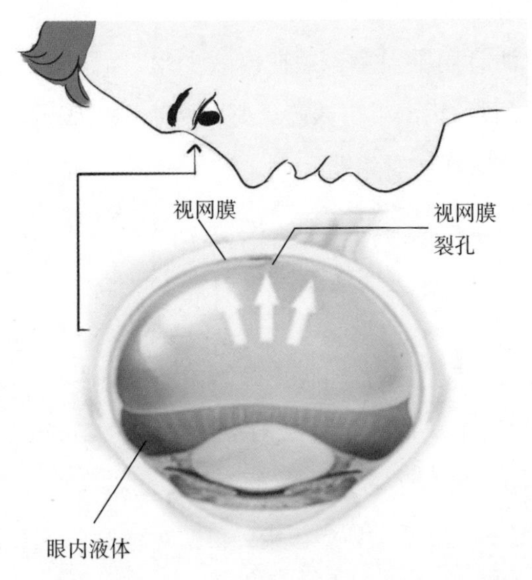

38. 如何做好糖尿病视网膜病患者术后体位护理？

答：术后体位是一种治疗体位，若体位不当，气体或者硅油进入前房，使房角变窄，眼压升高，也不利于视网膜的复位。

（1）患者应了解保持正确体位的重要性。明确告知患者

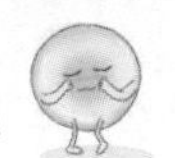

手术后保持正确体位不仅有利于视网膜的复位，还能有效预防并发症的发生。

（2）术后体位是一种治疗体位，也是一种强迫体位，患者长时间采取单一体位会造成体能和精神上的极大消耗，因此，可以提供小枕，辅以额、颌、肩、胸、腰垫；指导患者家属给予颈部、后背、四肢的按摩，减轻酸痛感；也可指导患者保持头面部体位不变的情况下适当变换体位，活动肢体，以提高患者的舒适性。

（3）对于老年糖尿病患者，还应注意预防皮肤压疮的发生，指导患者保持头面部体位不变的同时，适当变换体位，至少 2 小时变换 1 次，协助患者做四肢的被动运动；保持皮肤清洁干燥，衣服及床单勤换洗；护士应定时观察受压部位皮肤，如肘部、额面部等，必要时予以按摩，促进局部血循环。

39. 视网膜脱离复位术后的护理要点有哪些？

答：（1）严密观察术眼情况：伤口有无渗血、渗液，眼部敷料有无潮湿松动。如果患者术眼疼痛，应及时通知医生，遵医嘱用药。

（2）注意观察有无头痛、眼痛、恶心、呕吐、眼压升高等症状，如出现应及时报告医师，并积极配合给予处理。

（3）患者应知晓术后如何保持治疗性体位。保持正确有效的治疗性体位是保证视网膜脱离复位手术成功的关键环节。

（4）注意用眼卫生，短期内减少用眼，防止碰撞眼部，不用手揉眼、不用不洁物品擦眼。用湿毛巾擦脸，避免污水进入眼内。术眼敷料若出现松脱、渗血，应及时更换。

（5）饮食护理：糖尿病患者坚持糖尿病饮食，其他患者选择足够热量、含丰富优质蛋白、高维生素、高纤维素的饮食，以促进伤口愈合和视网膜功能的恢复，保持大便通畅。

（6）心理护理：患者需要学习视网膜脱离的相关知识，了解手术的重要性以及围术期的配合方法；术后视力的恢复需要一定的过程，不要急于追求效果，保持平和的心态，积极配合治疗；消除不良心理，树立疾病康复的信心。

40. 眼外伤患者的都需要哪些护理？

答：（1）严重的眼外伤可能伴有全身多发性外伤，如交通事故或冲击引起的全身多发性外伤，在进行眼部手术前，必须首先处理明显威胁患者生命的外伤，并使生命体征稳定，检查体温、呼吸、脉搏、血压等情况。

（2）角膜、巩膜裂伤的眼球，眼内组织有经伤口被挤出的危险，会进一步加重损伤，因此应避免压迫眼球，牵拉眼内脱出的组织。可以用眼罩保护眼球。

（3）24 小时内对伤口进行处理是最合理的时限，对需全身麻醉的患者必须遵医嘱禁食、禁水。

（4）眼外伤后，眼内炎是眼外伤最严重的并发症，发生眼内炎者预后极差，所以必须对所有穿孔性外伤患者进行预防性抗生素治疗。

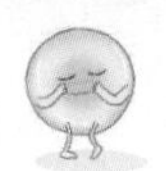

（5）眼外伤患者所面临的另一种威胁生命的潜在因素是感染破伤风杆菌，对眼外伤患者常规预防注射破伤风抗毒素是必要的，应用前必须要做过敏试验，预防过敏反应。

（6）怀疑异物已穿破眼球，在一般的眼部检查后，首先要做眼眶正、侧位 X 线照片。

（7）术前患者应了解任何眼球穿破性外伤都会存在交感性眼炎的风险。眼球穿通伤患者出院后要定期复查，定期做眼底检查，未受伤眼一旦出现畏光、流泪、疼痛、视力下降时，及时就诊，警惕交感性眼炎的发生，以免延误治疗。

（8）学校、家长需相互配合，加强对儿童监护和安全教育，雷管和爆竹是我国儿童致伤的主要原因，节假日期间更应加强对儿童的安全教育，预防眼外伤的发生。从事对眼及面部有潜在危险的工种，要戴上防护面罩或防护眼镜。

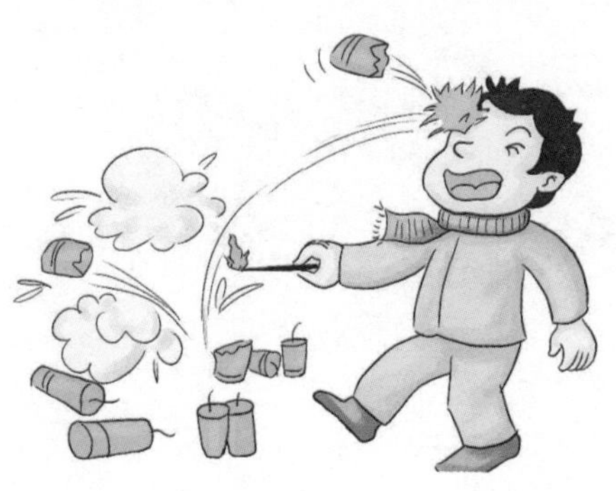

41. 眼眶肿瘤手术需要了解的护理知识有哪些?

答：（1）术前护理：在术前应积极治疗全身及局部感染

病灶，如头面部的脓疱、痤疮、口腔或鼻窦炎等疾病；术前应保持血糖和血压在正常范围内，并停用抗凝药2周（如：阿司匹林）。

（2）术后的护理：术后监测术眼光感，直至绷带打开；每2小时测光感一次，如光感消失，立即通知医生，给予相应处理。密切观察病情变化，注意有无眶内压增高及神经系统征象、感染症状和眼内压升高等术后并发症。观察引流管的引出量，一般引流管于术后48小时拔除。肿瘤摘除后要加压包扎，换药时注意无菌操作，术后病人取半卧位，促进积血吸收。

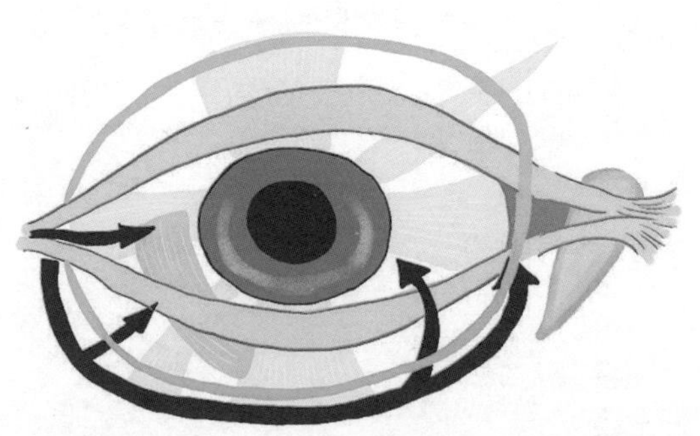

42. 急性泪囊炎的护理知识有哪些?

答：早期全身应用抗生素和局部热敷；遵医嘱点抗生素滴眼液；3～4天后行泪道手术。

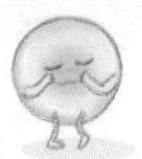

43. 先天性泪道阻塞的护理知识有哪些?

答：泪囊按摩方法：用食指沿上泪道按摩泪囊，并向后向下加压，按摩后在结膜囊内点抗生素滴眼液；按摩频率遵照医嘱完成。患儿满 6 个月，泪囊按摩无效时，可用泪道探通术，术后观察溢泪及分泌物情况，如症状不减轻，一个月后再行泪道探通 1 次。

44. 内窥镜下泪囊鼻腔吻合术（EDCR 手术）需要了解的护理知识有哪些?

答：（1）术前：入院后根据病情为患者行泪道造影（CT 或磁共振），CT 检查前注入造影剂，勿挤压泪囊区，CT 检查后将造影剂冲出。术前需冲洗泪道，如果冲洗泪道分泌物为脓性，可用抗生素溶液冲洗泪道后再手术，术前一天必须再用抗生素溶液冲洗泪道一次。

（2）术后：出血多见于 48 小时内，因此术后应密切观察鼻部出血情况。少量渗血一般不做处理，给予半卧位；渗血多者可用含 0.1% 肾上腺素药液棉签塞术侧鼻腔；吐出唾沫会含有少量血丝，如果出血量增加及时报告医生，做鼻内填塞止血，全身应用止血药。

45. 泪道内窥镜置管手术需要了解的护理知识有哪些?

答：术后术区局部常有轻微肿胀，有时可出现鼻腔黏膜少量渗血，属正常现象，告知患者不用紧张。在生活中应避免用力揉眼，以免将硅胶管拔出，给治疗带来困难；避免用手挖鼻，不要自行拔管，若遇鼻腔内管结滑脱及时就诊，不要擅自处理；注意保持局部清洁卫生；定期随访，建立良好的健康行为，提高自我护理的能力。

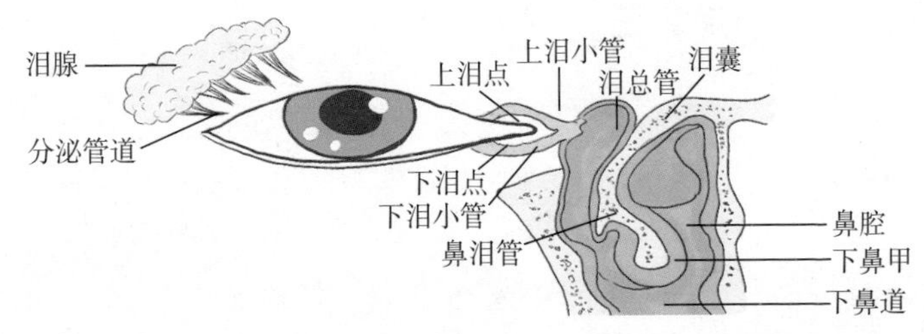

46. 眼部美容手术需要了解的护理知识有哪些?

（1）术前：①完善各种术前检查，包括全身检查、眼部检查、其他相关检查（遵医嘱），确认身体健康，无身体炎症或其他传染性疾病。②手术前 1 周停止服用含阿司匹林药物，以免术中出血，影响术后恢复。高血压和糖尿病患者术前应遵医嘱做好血压和血糖的控制。③女性需避免在月经、妊娠期手术。④饮食以多纤维富含维生素、少辛辣刺激为主，合理搭配。⑤保证充足的睡眠，术前防止感冒、咳嗽。⑥手

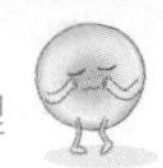

术前一日整理个人卫生，淋浴、洗头，女病人术日不要化妆。⑦局麻病人手术当日可少量进食，不宜过饱。⑧不要携带手机、饰品等进手术室，贵重物品交由家属保管。

（2）术中：手术全程患者神志清醒，如有特殊需求可轻声表达，头部及身体不要随意活动。

（3）术后：①术后即刻及24小时内冷敷手术部位，每间隔2小时冰敷一次，一次约10～15分钟，冷敷时注意不要将眼部敷料浸湿，以免造成感染。②手术当日术眼遮盖无菌敷料，要保持敷料干燥完整，勿私自拆开、更换或污染敷料。③次日换药去除包扎敷料，一般术后7天拆线，拆线前避免伤口浸湿或污染，可用湿毛巾擦脸，拆线3天后可正常流水洗脸。④饮食宜清淡易消化、富含纤维及维生素软食，补充营养，不要吸烟、饮酒，不要进食辛辣、刺激等食物，特殊情况遵医嘱。⑤休息与活动：居室应空气清新，保持适宜温度和湿度。注意保暖，切勿着凉感冒。不要剧烈运动，避免弯腰或用力咳嗽，避免伤口受外力揉搓、撞击。放松舒缓情绪，保持良好的心理状态和积极健康的生活方式。⑥高血压、糖尿病患者注意保持血压、血糖的稳定，有利于眼部伤口的恢复。⑦手术部位有出血、绷带松脱或剧烈疼痛等异常情况应及时来院复诊。